# 李阳波时相养生手册

黄涛 李坚 文玉冰 编著

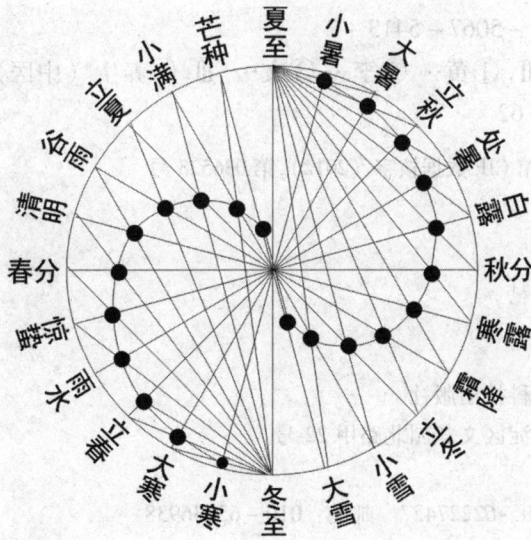

中国医药科技出版社

# 内 容 提 要

　　本书是在李阳波老师独创的"时相养生观"指导下写成，运用"五运六气"模式将 2012 壬辰年的运气模式进行了详细的分析，并对 2012 年可能产生的疾病及如何应对做了详尽的说明和解析。本书可做为学习"五运六气"的重要参考书，可与《李阳波五运六气讲记》相互参酌。

## 图书在版编目（CIP）数据

　　李阳波时相养生手册/黄涛，李坚，文玉冰编著. —北京：中国医药科技出版社，2012.3
　　ISBN 978 – 7 – 5067 – 5413 – 2

　　Ⅰ. ①李… Ⅱ. ①黄… ②李… ③文… Ⅲ. ①养生（中医）– 手册
　　Ⅳ. ①R212 – 62

　　中国版本图书馆 CIP 数据核字（2012）第 036523 号


**美术编辑**　　陈君杞
**版式设计**　　郭小平

出版　中国医药科技出版社
地址　北京市海淀区文慧园北路甲 22 号
邮编　100082
电话　发行：010 – 62227427　　邮购：010 – 62236938
网址　www. cmstp. com
规格　710 × 1020mm $\frac{1}{16}$
印张　12
字数　169 千字
版次　2012 年 4 月第 1 版
印次　2024 年 3 月第 6 次印刷
印刷　大厂回族自治县彩虹印刷有限公司
经销　全国各地新华书店
书号　ISBN 978 – 7 – 5067 – 5413 – 2
**定价　28.00 元**

# 前　言

先师李阳波在做学术研究与治病救人的同时，悟到了食疗与外洗的重要性，从而创立了运用"节令汤"、"时令汤"、外洗等等，来调节人体气立与外界气立协调统一，达到防病、治病的目的。

黄涛、李坚、文玉冰作为李阳波的弟子，在其研究食疗期间，从买、煮、食的过程中，尽得其真传。之后二十多年来，一直沿用至今，并发扬光大至：如何吃、喝、出游、休息、外洗、刮痧等等，现将之出版，实为大众之福。

书中前部分是运用"五运六气"的模式，将2012壬辰年的年运进行解释；对2012年可能产生的疾病、如何应对、如何进行食疗、外洗药浴、小儿如何进行四季调理，都有所解说。

书中中部，用六十甲子为例，用"五运六气"的时相模式进行一一演练。不但所有人都可在此找到自己的时相框架结构，还对今年的每个时间段要注意的健康状况都有所提示。对于正在学习"五运六气"的学者，这是一本有习题答案的参考书。

# 目录
## CONTENTS

# 李阳波谈时相

黄涛整理

现在的时间只是时差、时序里的某一段刻划事物发展的一个前后过程。爱因斯坦曾经对"时间"下过定义——时间是个环，是个幻感。而我们现在时间的"时"是四季，一年分成四时，是季节的意思，而不是节令的意思。古人对时间的理解是"极"；太极就是产生时间的那个东西。古人讲"时间"有两个概念：

①在生命的演化过程中具有生命的这个时序叫做"神"；

②无生命的时序、混乱、混沌状态的这个时序叫做"鬼"。

中国人认为"时间"是有一个外貌的，给人看得到的。我把这个理论、它能表达时间的性质、把时间参与了什么、什么归类以后，时间是有不同颜色的、不同状态的。风寒暑湿燥火是"时间"的不同状态，而青红黄白黑是"时间"的不同颜色，我把这个归纳为时间理论，最重要的一点就是"时相"问题，"时间"的相貌。

算命先生把年月日时划分为"八字"。而中医把时间分为"五运六气"；古人认为"时间"是万物的起源，所以，首先要研究"时间"的性质、层次、特点，这样才能够研究、驾驭时间的技术，这就是"奇门遁甲"了。

这个有序的时间，它有什么特点呢？它隶属于阴阳，可是它又不能进行数量的测定。它具有阴阳的性质，又不能进行测量的那一个部分，叫做"神"。神所产生的作用、有序的时间所产生的作用，是不受时间方位限制的，那种技术叫做"圣人技术"。中医它是一门神圣的事业，第一，在理论最后追求的不是定量的追求。第二，不可能想象用仿生技术或仪器来达到主宰时间，只有利用参与意识形成的大脑这台机器才有可能反过来作用于时间。这就是"阴阳不测谓之神，神用无方谓之圣"的缘由了。

# 时相养生观

李 坚

"养生"，在现代已成为一种时尚的生活概念，尤其是近年来，随着人们对"养生"的追捧热潮一浪高过一浪之际，各种各样打着现代科学及传统中医等旗号的有关"养生"的书籍、食物、用品……等应运而生，这就免不了良莠不分，而作为商家，则以利益为宗旨，过于失实的广告及推销手法，实在令人难辨真伪，有感于此，现将本门"时相养生观"简要表述如下，以供大家思考及应用。

## "时相"养生观之缘由

"时相"这一概念，是由本门先师李阳波先生提出来的，其依据是古人的、独具中国传统特色的时间观；中国古人认为，时间的渐进演变过程中，会产生气候、物候等一系列不同的相貌特征，根据这些相貌特征，就可以定出时间，所以时间是有相貌的；如：一年有四时，分别显出春夏秋冬四季不同的相貌特征；所以说"时相"实质就是"时间的相貌"。而"时间的相貌"这一重要元素，我们可以从《河图》、《太极图》中探其奥妙；从《黄帝内经》有关"五运六气"的论述中获其真谛，而"时相养生"则是《内经》这本经典著作的核心内容，所以说"时相养生观"的根源在《内经》。

《内经》曰："夫自古通天之本，本于阴阳天地之间，六合之内，其气九州九窍，五藏十二节，皆通乎天气"。又曰："夫四时阴阳者，万物之根本也，所以圣人春夏养阳，秋冬养阴，以从其根，故以万物沉浮于生长之门"。从以上的论述可见，养生的根本在于如何按照天地之间阴阳二气的生长过程来养生的。而人们应如何按照天地之间阴阳二气生长过程来养生呢？《内经》作者在《四气调神大论》作出了明确指导，现将其原文摘录如下："春三月，此谓发陈，天地俱生，万物以荣，夜卧早起，广步于庭，披发缓形，以使志生，生而勿夺，赏而勿罚，此春气之应，养生之道也，逆之则伤肝，夏为寒变，奉长者少。夏三月，此谓蕃秀，天地气交，万物华实，夜卧早起，无厌于日，使志无怒，使华英成秀，使气得泄，若所爱在外，此夏气之应，养长之道也，逆之则伤心，秋为痎疟，奉收者少，冬至重病。秋三月此谓容平，天气以急，地气以明，早卧早起，与鸡俱兴，使志安宁，以缓秋刑，收敛神气，使秋气平，无外其志，使肺气清，此秋气之应养收之道也，逆之则伤肺，冬为飧泄，奉藏者少。冬三月，此谓闭藏，水冰地坼，无扰乎阳，早卧晚起，必待日光，使志若伏若匿，若有私意，若已有得，去寒就温，无泄皮肤，使气亟夺，此冬气之应，养藏之道也，逆之则伤肾，春为痿厥，奉生者少"。

除以上有关春夏秋冬睡眠适时的指引外，我们还应该注意午休；因为一年之中有"冬至一阳生，夏至一阴生"之象，一日之中亦有"子时一阳生，午时一阴生"之象，所以午休的目的是养好阳气，使阴气生得更好，同理在晚上子时能够进入睡眠或静养状态的话就能养好阴使阳生得更好，因此，子、午时都能进入静养状态，就能使体内的阴阳二气与天地间的阴阳二气相辅相成，以达到人与自然相处和谐的状态，从而达到"以万物沉浮于生长之门"之境界。

在以上调气养气的基础上，先师李阳波根据《内经》认为："天之邪气，感则害人五藏，水谷之寒热，感则害于六腑，地之湿气，感则害皮肉筋脉"及其"五运六气"对人体的影响，提出了"节令汤"这一概念，并按每年运气对气候、物候、人们产生不同变化的特征，拟出六个气不同的六组方剂，以此来指导大家如何煲"节令汤"、"时令汤"、"时令糖水"、"时令凉茶"，及按节令、时令来外洗外调等一系列方式方法，以达到补神机、调气立，及时地对抗天之邪气，地之湿气，水谷之寒热的侵害，用现代的语言就是提高人体免疫能力，从而达到真正养生效果。

在此我不得不提的是，以上所提及的一系列养生的方式方法，都不如"善调心者"；为什么这样说呢？请看《内经》中的一段文，你们就会有所感悟了。《内经》曰："心者，君主之官也，神明出焉；肺者，相傅之官，治节出焉，肝者，将军之官，谋虑出焉，胆者，中正之官，决断出焉；膻中者，臣使之官，喜乐出焉；脾胃者，仓廪之官，五味出焉；大肠者，传导之官，变化出焉；小肠者，受盛之官，化物出焉；肾者，作强之官，伎巧出焉；三焦者，决渎之官，水道出焉；膀胱者，州都之官，津液藏焉；气化则能出矣。凡此十二官不得相失也，故主明则下安，以此养生则寿，殁世不殆，以为天下则大昌，主不明则十二官危，使道闭塞而不通，形乃大伤，以此养生则殃，以为天下者其宗大危，戒之，戒之！"

由于心为君主之官，心主神明，所以心只要养得好，调得好，十二官就不会相失，才能达到"主明则下安，以此养生则寿，殁世不殆"；所以养生实则就是养心，这就是道家、佛家、儒家都主张"修心养性"的真意。而我们在日常生活中只要能调整好心态，就能应对生活中的困境及意外。正如黄涛老师对门人所说的一句话："你对生活的态度就决定你的健康状况"。至于如何才能调好心态，我的格言是："做人要气正，做事要认真，名利得失要认命"。望大家好好参悟使自己成为一个名副其实的"善调心者"。

# 导 读

时相养生是从《黄帝内经》之"五运六气"的思想模式来指导进行演绎的。《内经》的作者在"五运六气"中把每一年的主体运气定为由每年的主运、司天、在泉这三个因素主宰。而不同的主运、司天、在泉所产生的禀气也不一样，故其运气的相貌亦不同。

例如：2012年壬辰年，主运为木太过，司天为太阳寒水，在泉为太阴湿土，呈风寒湿之禀气。

用时相框架表示为：

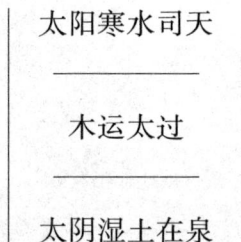

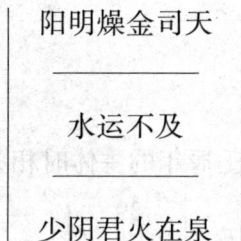

太阳寒水司天

木运太过

太阴湿土在泉

2011年是辛卯年，主运为水不及、司天为阳明燥金，在泉为少阴君火。呈寒、燥热之禀气。

用时相框架表示为：

阳明燥金司天

水运不及

少阴君火在泉

"五运六气"中把每年分为六个区间，用二十四节气来区分，由每年的大寒节令开始。由于太阳运动的规律，使二十四节气在每年公历日期时间排列上产生了一定的规律，从而使每个月的上旬6日左右，下旬的21日左右都会出现节令，其左右一般在两三天内；上半年一般是往左提前，下半年一般是往右推迟。如上半年的立春一般是4、5、6号，小雨为19、20、21号，下半年的小寒一般是 6、7、8 号，大寒一般是 21、22、23 号。因此，先师李阳波将每年的六个区间定为：

初之气：1 月 21 日～3 月 21 日

二之气：3 月 21 日～5 月 21 日

三之气：5 月 21 日～7 月 21 日

四之气：7 月 21 日～9 月 22 日

五之气：9 月 22 日～11 月 22 日

终之气：11 月 22 日～第二年 1 月 21 日

为了书写及使用方便，先师创立了用数字密码表示法

厥阴风木，用 410 表之。

少阴君火，用 115 表之。

少阳相火，用 17 表之。

太阴湿土，用 126 表之。

阳明燥金，用 28 表之。

太阳寒水，用 39 表之。

用"∧"表示太过。

用"∨"表示不及。

用"39"代水运。

用"28"代金运。

用"126"代土运。

用"115"代火运。

用"410"代木运。

这样用数字密码表示 2012 壬辰年的主体时相为

$$\frac{39}{\overline{\phantom{xxx}}} \\ 410 \wedge \\ \overline{\phantom{xxx}} \\ 126$$

用数字密码表示 2011 年辛卯年的主体时相为

$$
\begin{array}{c}
28 \\
\hline
39 \vee \\
\hline
115
\end{array}
$$

用时相数字密码表示 2012 壬辰年初之气为

$$
\begin{array}{c}
39 \\
17 \\
410 \wedge \\
410 \\
126
\end{array}
$$

**有关"五运六气"的思想模式，请参阅《李阳波五运六气讲记》一书，内有详尽解说。这里就不一一解说了。**

由于壬辰年主体运气呈风、寒、湿之禀气。所以《内经》的作者认为其调理主线应该是："宜苦以燥之温之。必折其郁气，先资其化源，抑其运气，扶其不胜，无使暴过而生其疾。食岁谷以全其真，避虚邪以安其正，适气同异，多少制之，同寒湿者燥热化，异寒湿者燥湿化，故同者多之，异者少之，用寒远寒，用凉远凉，用温远温，用热远热，食宜同法，有假者反常，反是者病，所谓时也。""化不可代，时不可违，夫经络以通，血气以从，复其不足，与众不同，养之和之，静以待时，谨守其气，无使倾移，其形乃彰，生气以长，命曰圣王，故大要曰：无代化，无违时，必养必和，待其来复，此之谓也。"

根据《内经》的提示，今年的调理方法是：

1. 保持正常睡眠时间与质量，尽量保证每日子、午时都处在静养状态（即睡眠或静坐），以保阴阳二气生长正常，使全身经络血气运行通畅无阻，从而达到"避虚邪，以安其正"的目的，提高自身的免疫功能，抵御病邪侵体。

2. 衣着适时，适当，以防风寒湿邪侵体，使经络血气运行受阻患病，而损其正气，尤其是头、项、肩、肚脐、腰、膝关节，更应注意保护。

3. 食当时当令的"谷果肉菜，以全其真"，辅以苦味、温性、燥性功效的食物或药物，来对抗今年气候变化造成人体内易产生的郁气，使人体能适应气候的变化，并以苦味温燥之食物来对抗今年运气的寒湿之气，及扶燥热之不足，使五行生克正常，从而达到预防外邪侵体患病的效果。

值得注意的是《内经》的"同寒湿者燥热化，异寒湿者燥湿化"中的"同寒湿者"它不单是指主、客气均含有寒湿之气（即太阳寒水与太阴湿土）与司天在泉含寒湿之气（太阳寒水司天，太阴湿土在泉，或太阴湿土司天，太阳寒水在泉）相同，还泛指人的出生禀气是属于寒湿型的与天之寒湿之气相同、及生活在地理位置所含之气都是以寒湿之气为主之处的人，都可以"同寒湿者"的调理方法调之，即可用燥热化来调理。如四川的地理位置，所含的气都是以寒湿之气为主，故四川人善用：花椒、八角、干姜等燥热类的佐料，以抵抗寒湿之气。碰上今年主体运气又是以寒湿为主之气，就可谓之"同寒湿者"。而调理方法就适宜"燥热化"在防治疾病中，若能善用"四逆汤"（附子、干姜炙草）就会起到更佳的效果。又如：广东的地理位置所含的气都是以湿热为主，故广东人善用蒜头、陈皮、紫苏、沙姜、姜黄、生姜等燥湿化这一类的佐料，并辅以饮清热祛湿之凉茶（王老吉、五花茶等），来抵抗湿热之气，所以，碰上今年主体运气是以寒湿为主之气，应可谓之"异寒湿者"，其调理方法就适宜"燥湿化"，在防治疾病若能善用"大承气汤"（枳实、厚朴、大黄、芒硝）会起到较好的效果。

《内经》认为：人体五脏六腑、十二经脉是由两大系统所主宰：一为神机、二为气立。神机主宰着人体的真元（三阴三阳之气）；气立是主宰人体之气，与外界气候环境之气相互联系，相互协调（即人体三阴三阳之气与外界三阴三阳之气发生联系，从而达到相互协调，是由气立这个系统来完善的），而气立是否能胜任，就要视神机是否都处在能"守其真"（不耗损真元）的状态。所以要想自身真元耗损得少一些，慢一些，就必须注意滋补神机。

如何滋补神机？古人认为最好的就是食"谷肉果菜"，并通过长期的养生经验，推出了"清补凉""扶元糕"……等由药材组成的滋补神机的方剂，以便人们应用。如广东人就善用清补凉这一类方剂药材来煲汤或糖水，从而达到补肾、健脾、柔肝、清心、润肺之功用，即是起滋补人体神机之功效，神机这个系统，真元得固，气立这个系统运作才能发挥正常。所以我们要提高自身的免疫力，就必须要注意补肾、健脾、柔肝、清心、润肺这五个要素，要达到这五个要素，首先就是从依靠正常的饮食结构为主，再辅以一些汤水、滋补药物来进行调理。

如：芡实、党参、北芪、杞子、红枣——健脾补肾气。

沙参、玉竹——清心、润肺、柔肝。

天冬、麦冬、生地——养肾水、清心、柔肝。

淮山——健脾、柔肝。

以上这类药物，按需自由选取，组成方剂，煎服，或煲汤、煲糖水服用。

出生时相出现有两个以上（17）少阳相火之气的人，宜服用寒凉性食物；可食用较大量的天冬、生地、沙参、玉竹、淮山等来滋养肾水，涵肝木，清泻心火，从而达到补肾、健脾、柔肝、清心、润肺之功用。

出生时相出现有两个以上（115）少阴君火相火之气的人，宜服用寒凉性食物；可用较大量的天冬、麦冬、生地、沙参、玉竹、淮山等滋养肾水、清泻心火、润肺、从而达到补肾、健脾、柔肝、清心、润肺之功用。

出生时相出现有两个以上（410）厥阴风木之气的人，宜服用温凉性食物；可食用较大量的天冬、麦冬、生地、沙参、玉竹、党参、北芪、淮山等滋养肾水，涵肝木，从而达到补肾、健脾、柔肝、清心、润肺之功用。

出生时相出生有两个以上（126）太阴湿土之气，宜服温燥性食物；可食用较大量党参、北芪、淮山、杞子、芡实、红枣等健脾、补肾，从而达到补肾、健脾、柔肝、清心、润肺之功用。

出生时相出现有两个以上（39）太阳寒水之气的人，宜食用温热之食物；可食用较大量的党参、北芪、杞子、熟地、天冬滋补肾水，肾阳，从而达到补肾、健脾、柔肝、清心、润肺之功用。

出生时相出现两个（28）阳明燥金之气的出生者，宜食用温润之食物；可食用较大量的沙参、玉竹、党参、北芪健脾、补肺肾，从而达到补肾、健脾、柔肝、清心、润肺之功用。

由于每年节令前后都会出现两至三天的误差，六气中，每一个气的到来也同样会出现提前及推迟的现象，所以操作起来还应密切注意当地的气候变化来灵活使用。

"节令汤"是根据《内经》中"五运六气"所产生的气候，物候变化，从而对人体五藏六腑十二经脉的神机、气立影响而拟出每一年按六个间气区分对人体有补神机、调气立功效的药物、食物组成的配方，其目的是提高人体的免疫能力，以达到防"天之邪气，害人五藏；水谷之寒热，害人六腑；地之湿气，害皮肉筋脉"之效果。

**节令汤的做法**：每个节令的前后喝。比如：大寒是20号，就在19、20、21三天喝。做法：把材料放入锅中，加水要适量，大火煲开，关至微火，令汤在沸与不沸之间，称为"暗滚"。煲6～10小时。注意：水放太多味淡，太少味太浓。要在实操中找到自己认为最好的。

**时令汤的做法**：平常时间喝。大火煲开，关至小火，煲三小时以上。

**糖水**：平常喝。大火煲开，关小火，煲一小时。煲好之后，拿起汤料，最后放糖，最好是红糖或冰糖。

**凉茶做法**：上火的时候喝。大火煲开，关至小火，煲一小时。

"药浴外洗"是根据《内经》曰"邪风之至，疾如风雨，故善治者，治皮毛，其次治肌肤，其次治筋脉，其次治六腑，其次治五藏；治五藏者，半死半生也"。为此，我们依据"五运六气"，每年六个间气的气候、物候变化特征，及其对人体的影响，拟出利于调节人体气立与外界气立相互协调的配方，以达到"善治者，治皮毛"，即未病先治之功效。

**如何药浴**：在节令的前后三天洗。将药煲开后小火煲半小时，关火，把药水倒出，留下一杯内服；有浴盆的可以加水泡全身，没有的可以把一条大毛巾披在肩上，用勺子从肩上慢慢的淋下去。最好是用自己能接受的热度，不要太冷。洗完擦干后，不能吹风、开空调。静坐，令汗尽出。如果出现发烧，感冒的症状，即使不是在节令的时间段，也可以马上用当令的药方进行药浴外洗。

# 2012 年运气主体分析

2012 年为壬辰年，主运为木运太过；司天太阳寒水；在泉太阴湿土。呈风寒湿之禀气。

用时相框架表之为：

太阳寒水
厥阴风木太过
太阴湿土

密码表之为：

39

410 ∧

126

《内经》作者在《气交变大论篇第六十九》中，把主运是"木太过"的气候对人体的影响作出如下论述："岁木太过，风气流行，脾土受邪（木克土），民病飧泄食减，体重烦冤，肠鸣腹支满。上应岁星，甚则忽忽善怒，眩冒巅疾，化气不政，生气独治，云物飞动，草木不宁，甚而摇落，反胁痛而吐甚，冲阳绝者，死不治，上应太白星。"

在《六元正纪大论篇第七十一》中把太阳寒水司天对气候人体影响论述如下："凡此太阳司天之政，气化运行先天，天气肃，地气静，寒临太虚，阳气不令，水土合德，上应辰星镇星。其谷玄黅，其政肃，其令徐。寒政大举，泽无阳焰，则火发待时，少阳中治，时雨乃涯。止极雨散，还于太阴，云朝北极，湿化乃布，泽流万物，寒敷于上，雷动于下，寒湿之气，持于气交，民病寒湿，发肌肉萎，足痿不收，濡泻血溢。

初之气，地气迁，气乃大温，草乃早荣，民乃厉，温病乃作，身热头痛，呕吐，肌腠疮疡。

二之气，大凉反至，民乃惨，草乃遇寒，火气遂抑，民病气郁中满，寒乃始。

三之气，天政布，寒气行，雨乃降，民病寒，反热中，痈疽注下，心热瞀闷，不治者死。

四之气，风湿交争，风化为雨，乃长、乃化、乃成。民病大热少气，肌肉萎足痿，注下赤白。

五之气，阳复化，草乃长乃化乃成，民乃舒。

终之气，地气正，湿令行，阴凝太虚。埃昏郊野，民乃惨凄，寒风以至，反者孕乃死。故岁宜苦以燥之温之。必折其郁气，先资其化源，抑其运气，扶其不胜，无使暴过而生其疾。食岁谷以全其真，避虚邪以安其正，适气同异，多少制之，同寒湿者燥热化，异寒湿者燥湿化，故同者多之，异者少之，用寒远寒，用凉远凉，用温远温，用热远热，食宜同法，有假者反常，反是者病，所谓时也。"

在"至真要大论篇第七十四"中，把太阴湿土在泉对气候、人体的影响作出如下论述："岁太阴在泉，草乃早荣，湿淫所胜，则埃昏岩谷，黄反见黑，至阴之交，民病饮积，心痛，耳聋，浑浑焞焞，嗌肿喉痹，阴病血见，少腹痛肿，不得小便，病冲头痛，目似脱，项似拔、腰似折，髀不可以回，腘如结，腨如别。"

从以上《内经》作者的论述中，我们清晰地知道，壬辰年呈风寒湿之禀气，其气候变化及对人体影响都具有上述的特征，故应注意补肾、健脾、柔肝调理，以保健康。

## 总体调理方法

1. 睡眠正常。（保证睡眠时间与睡眠质量）

2. 衣着适当适时。（防风、御寒）

3. 适度劳作。（工作强度、运动强度应量力而行）

4. 食适令谷肉果菜（食量适度，不宜太过或不及）达"以全其真，避虚邪，以安其正"。之功效。如出生禀气为寒湿型，又出现寒湿之症的人，应用燥热化来调理。出生禀气不是寒湿型，若出现寒湿之症的人，就应用燥、温化来调理，"用寒远寒，用凉远凉，用温远温，用热远热"之法，应视其出生禀气来定其用量多少，以达"适气同异，多少制之"功效。

# 2012 年六气时相分析

## 初之气

主气为厥阴风木，客气为少阳相火加临。用时相密码框架表之为：

$$
\begin{array}{l}
39 \\
17 \\
410 \wedge \\
410 \\
126
\end{array}
$$

呈风寒湿热之禀气。

此时，由于主客气形成风火相煽，使"寒气早化，气乃大温，地气迁，草乃早荣"的一派风温、湿温气象，导致"民乃厉，温病乃作，身热头痛，呕吐，肌腠疮疡"出现，现代医学的流行性感冒、手足口病、肝炎、肠胃炎、脑炎，及风疹、疮疹、痛风、中风等疾患，甚者危及生命。故应注意滋养肾水，涵肝木、健脾燥湿，清热解毒调理，以保健康。

## 调理方法

早睡早起，按定好的一年工作计划，积极进取，多做运动，以喧其气，注意预防风湿侵体。

## 食 物 提 示

1、水果类：甘蔗、马蹄、柚子、柑、橙、杨桃、梨、苹果等。
2、蔬菜类：萝卜、芥菜、菜心、大白菜、生菜、春菜、苦马菜、白花菜等。
3、豆类：黑豆、绿豆、扁豆、赤小豆、眉豆等。

4、肉类：水鸭、鸡、鹅、乳鸽、羊、猪、鱼、虾等。

5、谷类：除主食外，辅以：小米、玉米、面等。

## 节令汤

膨鱼鳃10g、海龙1条、海马1对、雪蛤3g，田七、西洋参、石斛、天麻、肉苁蓉、北芪、沙参、玉竹、淮山、杞子、元肉各10g、生葛根1头（或生雷公根4两）、龟1只（或水鱼1只）、鸡1只、骨头、瑶柱、蜜枣、陈皮、火腿肉各适量。

## 时令汤

1、生葛根1头、鲮鱼2条，猪骨、陈皮、蜜枣、火腿各适量。

2、生雷公根4两、水鸭1只、田七10g、西洋参10g、北芪10g、猪骨、陈皮、火腿肉、蜜枣各适量。

3、海底椰2两、乌鸡1只、茨实10g，党参、沙参、玉竹、生地、杞子、元肉各5g、红枣10只，山黄皮、瑶柱、火腿肉各适量。

4、膨鱼鳃100g、鸡1只（或乳鸽1只）、北芪、党参、沙参、玉竹、淮山、杞子、元肉各5g、红枣10只、山黄皮、火腿肉、瑶柱各适量。

## 糖 水

1、马蹄、竹蔗、茅根各半斤、西洋参、田七各10g、山黄皮适量。

2、薏米2两、云耳20g、黑糯米2两、陈皮适量。

3、莲子2两、百合1两、沙参10g、红枣10只、山黄皮适量。

4、白果2两、银耳1两，党参、玉竹各10g，杞子、元肉各5g、陈皮适量。

## 凉 茶

田基黄、半边莲、白花蛇舌草、雷公根、茅根，均可选择或组合，与西洋参10g、田七10g一起煲水饮用。

## 药 浴

苍术60g、艾叶60g、大青叶60g、茵陈60g、大黄30g、北芪60g、苦参60g。

## 二之气

主气为少阴君火，客气为阳明燥金加临。用时相密码框架表之为：

$$39$$
$$28$$
$$410 \wedge$$
$$115$$
$$126$$

呈风寒湿热燥之禀气。

此时的时相形成木生火，火生土，土生金，金生水之象，使"大凉反至，民乃惨，草乃遇寒，火气遂抑"的一派风寒、风雪、风雨之倒春寒之象，使农作物受雪霜之灾，导致"民病气郁中满"。出现现代医学的流行感冒、支气管炎、肺炎、心脏病、肝、胆、肠胃等疾患。故应注意补肾、疏肝、健脾调理，以保健康。

### 调理方法

早睡早起，有规律地工作，常做放松性运动，不宜做过于激烈运动，以防耗阴损阳，注意预防风寒风湿侵体。

### 食物提示

1、水果类：芭蕉、李果、杨梅、水葡萄、山竹、桃等。

2、蔬菜类：黄瓜、水瓜、节瓜、芥菜、胡萝卜、空心菜，苦马菜，苋菜、瓜苗、薯菜等。

3、豆类：赤小豆、红豆、黄豆、绿豆、眉豆等。

4、肉类：鱼及多种海河产品、鸡、乳鸽、猪等。

5、谷类：除主食外以麦、小米、玉米为辅。

### 节令汤

海星1只、海马1对、海龙1条、雪蛤3g、玉桂1g，西洋参、田七、天冬、麦冬、五味子、淮山、北芪、女贞子、吐丝子、肉苁蓉、首乌各 10g、生土茯苓 1 斤、龟、鸡各 1 只、猪骨、火腿肉、瑶柱、蜜枣、山黄皮各适量。

## 时令汤

1、赤小豆 4 两、独蒜头 2 两、鱼 1 斤、胡椒、火腿肉、蜜枣适量。

2、生益母草 4 两、乌鸡 1 只、田七 10g、西洋参 10g，陈皮、火腿肉、蜜枣各适量。

3、生艾草 4 两，乳鸽 1 只（或鸡 1 只）、北芪 10g、枸杞子 5g、元肉 5g、火腿肉、蜜枣各适量。

4、生地 4 两、肉苁蓉、西洋参、田七各 10g，猪骨、火腿肉、瑶柱、蜜枣各适量。

## 糖　水

1、红豆 4 两、天冬、麦冬、西洋参、田七各 10g、山黄皮适量。

2、赤小豆 4 两、肉苁蓉、杞子、元肉、北芪、天冬各 10g、陈皮适量。

3、茨实 4 两、百合 2 两、沙参 10g、玉竹 10g、红枣 10 只、山黄皮适量。

4、雪耳 2 两、云耳 1 两，天冬、麦冬、肉苁蓉、党参、沙参各 10g、红枣 10 只、陈皮适量。

## 凉　茶

雷公根、虾钳草、桑枝叶、飞扬草、大青叶、绵茵陈、茅根，均可选择或组合，与西洋参 10g、田七 10g、一起煲水饮。

## 药　浴

苍术 60g、艾叶 60g、白芍 60g、北芪 60g、黄芩 60g、茵陈 60g、大青叶 60g。

## 三之气

主气为少阳相火，客气为太阳寒水加临，用时相密码表之为：

39

39

410 ∧

17

126

呈风寒湿热之禀气。

此时主客气呈水克火状，即"太阳寒水施于少阳相火"，使"天政布，寒气行，雨乃降"。一派闷热，风寒雨降交炽之气象。导致"民病寒，反热中，痈疽注下，心热瞀闷，不治者死"，出现现代医学的流行性感冒、肠胃炎、肝炎、胆囊炎、心脏病、心梗、肺部疾患，甚者危及生命，故应注意补肾、疏肝、健脾、清心调理，以保延年。

## 调理方法

晚睡早起，保证午睡，有规律地工作，宜做放松性运动及适量运动，以保阳长阴生使体内阴阳二气调节平衡，以保健康，注意防风、防寒、防湿、防署。

## 食物提示

1、水果类：芭蕉、桃、番石榴、梨、黄皮、荔枝、龙眼、芒果、萍果、西瓜、番瓜等。

2、蔬菜类：丝瓜、水瓜、冬瓜、南瓜、豆角、苦瓜、黄瓜、白瓜、空心菜、一点红、白花菜、韭菜、苦马菜等。

3、豆类：绿豆、黑豆、扁豆、黄豆、薏米、眉豆等。

4、肉类：海、河类产品、鸭、鸡、猪等.

5、谷类：除主食外以小米、高粱、面、玉米为辅。

## 节令汤

海星1只、海龙1条、海马1对、膨鱼鳃30g、雪蛤3g、玉桂1g，西洋参、田七、石斛、天冬、沙参、玉竹、杞子、薏米、绿豆、肉苁蓉各10g、雷公根 4 两（或鸡骨草 4 两）、龟 1 只（或水鱼 1 只）、水鸭 1 只，猪骨、火腿肉、蜜枣、山黄皮各适量。

## 时令汤

1、苦瓜 500g、黄豆 1 两、排骨、瑶柱、火腿肉各适量。

2、冬瓜 500g、水鸭 1 只、海带、薏米、陈皮、蜜枣各适量、火腿肉适量。

3、鸡骨草 4 两、乌鸡 1 只、田七 10g、西洋参 10g、山黄皮、火腿肉、蜜枣各适量。

4、生玉米 500g、夏枯草 10g、生地 10g、猪肋骨 1 条、猪骨、陈皮、蜜枣、火腿肉各适量。

## 糖　水

1、绿豆 4 两、海带适量、陈皮适量。

2、玉米粒 500g、山黄皮适量。

3、黑糯米 4 两、红枣 10 枚、陈皮适量。

4、小麦 4 两、海草或海带适量、山黄皮适量。

## 凉　茶

葫芦茶、金银花、夏枯草、车前草、金钱草、茅根、均可选择或组合，与西洋参 10g、田七 10g 一起煲水饮。

## 药　浴

苍术 60g、艾叶 60g、青蒿 60g、大黄 30g、北芪 60g、大青叶 60g、芦根 60g。

## 四之气

主气为太阴湿土，客气为厥阴风木加临，用时相密码表之为：

39

410

410∧

126

126

呈风寒湿之禀气。

此时主客气呈木土相克相侮，使"风湿交争，风化为雨，乃长、乃化、乃成"。出现暴风暴雨，暑热与寒湿交炽之气象，导致"民病大热少气，肌肉萎、足痿，注下赤白"，出现现代医学的心肺、肠胃炎、肌肉足酸胀痛无力、急性腹泻，痢疾、伤寒、疟疾等急发性、传染性疾患。故应注意补肾、健脾、柔肝调理，以保健康。

## 调理方法

晚睡早起，保证午睡，有规律地工作，常做适量运动，以达舒展筋脉加强脾气运化，注意防湿、防暑，以保健康。

## 食物提示

1、水果类：芭蕉、桃、黄皮、龙眼、番石榴、米石榴、苹果、西瓜、蜜瓜、枣等。

2、蔬菜类：枸杞菜、一点红、冬瓜、凉薯、丝瓜、水瓜、豆角、黄瓜、南瓜、茄子、西红柿、空心菜等。

3、豆类：绿豆、赤小豆、薏米、茨实、扁豆、黑豆、黄豆等。

4、肉类：河、海产品、猪、鸭、鸽、鸡等。

5、谷类：除主食外，以玉米、小米、面为辅。

## 节令汤

海星1只、海龙1条、海马1对、膨鱼鳃30g，西洋参、田七、蛾参、北芪、党参、沙参、玉竹、淮山、茯苓各10g、车前草4两、猪肚1只、猪小肚1只、龟1只、猪骨适量、水鸭1只（或乌鸡1只）、陈皮、胡椒、蜜枣、火腿肉各适量。

## 时令汤

1、车前草4两、猪肚1只（猪小肚4只），猪腱、胡椒、蜜枣、火腿肉各适量。

2、鲜淮山500g、排骨、瑶柱、蜜枣、陈皮、火腿肉各适量。

3、马齿苋4两、生鱼1条、猪骨、陈皮、蜜枣、火腿肉各适量。

4、红枣20只、党参10g、沙参10g、西洋鸭1只、木耳、香菇、陈皮、瑶柱、火腿肉各适量。

## 糖　水

1、眉豆4两、白果2两、百合2两、山黄皮适量。

2、鲜花生2两、小麦2两、银耳2两、陈皮适量。

3、雪梨4只（去心）、西洋参、田七、杞子各10g、山黄皮适量。

4、鲜淮山500g、党参10g、沙参10g、红枣10枚、陈皮适量。

## 凉　茶

金钱草、车前草、仙鹤草、紫背天葵等。

## 药　浴

苍术60g、艾叶60g、威灵仙60g、白芍60g、北芪60g、芦根60g、仙鹤草60g。

## 五之气

主气阳明燥金，客气为少阴君火加临。用时相密码框架表之为

39
115
410∧
28
126

呈风寒湿燥热之禀气。

此时主客气为火克金为正常态，（即少阴君火施于阳明燥金），而且从整个时相框架可以看出框架内的五行生克较均衡，故能顺应五之气行令。使"阳更化，草乃长、乃化、乃成，民乃舒。"出现与秋天及初冬相应的气象物象，民众只要按秋天，初冬的衣食住行规律来运作就应不易患病。故应注意补肾、健脾、柔肝、润肺、养心调理，以保健康。

## 调理方法

晚睡晚起，有规律地工作，宜做适量运动，注意防风，以保健康。

## 食物提示

1、水果类：桃、萍果、梨、柿、枣、米石榴、柑、橙、蜜瓜等。
2、蔬菜类：白菜、蒜、芹菜、萝卜、大白菜、凉薯、淮山、藕等。
3、豆类：黄豆、绿豆、眉豆、红豆、黑豆等。
4、肉类：河、海各种产品，鹅、鸡、羊、牛、猪等。
5、谷类：除主食外，以小米、玉米、高粱、麦为辅。

## 节令汤

海龙1条、海马1对、海麻雀6只、膨鱼鳃30g、雪蛤3g，西洋参、田七、石斛、南北杏、北芪、淮山、杞子、元肉各10g、金钱草4两、龟1只（或水鱼1只）、鸡一只、猪骨、蜜枣、火腿肉、沙鱼骨、陈皮适量。

## 时令汤

1、五指毛桃4两、乌鸡1只、蜜枣适量、火腿肉适量。
2、莲藕1斤，脊骨、墨鱼（或鱿鱼）、蜜枣、火腿肉、生黄皮各适量。
3、霸王花4两、猪骨（或猪肘）、蜜枣、陈皮、火腿肉各适量。
4、白菜干4两、瑶柱、陈皮各适量。

## 糖　水

1、雪梨（或苹果）4只、雪蛤3g、南北杏、百合、沙参、玉竹、北芪各10g。

2、木瓜 1 只、红枣 10 枚、雪蛤 3g、西洋参 10g、田七 10g、山黄皮适量。

3、金边老虎尾（或金边吊兰、金边剑麻）4 两、西洋参、田七、北芪、沙参、玉竹各 10g、红枣 20 枚。

4、糯米 2 两、红枣 20 枚、白果 2 两、陈皮适量。

## 凉　茶

金钱草、金边老虎尾、（或金边吊兰、金边剑麻）与西洋参 10g、田七 10g 煲水饮。

## 药　浴

苍术 60g、艾叶 60g、北芪 60g、白芍 60g、黄芩 60g、芦根 60g、百部 60g。

## 终之气

主气为太阳寒水，客气为太阴寒湿土，用时相密码框架表之为：

$$
\begin{array}{c}
39 \\
126 \\
410 \wedge \\
39 \\
126
\end{array}
$$

呈风寒湿之禀气。

此时主气客气呈土克水，（太阴湿土施于太阳寒水），使"地气正，湿令行，阴疑太虚，埃昏郊野，民乃惨凄，寒风以至，反者孕乃死"。出现风雪风雨，冰霜、沙尘暴、灰霾、灰雾自然灾害现象，导致影响来年农作物的生长，及家禽家畜的发育生长。孕妇预防流产或死胎。故应注意补肾、健脾、柔肝调理，以保健康。

## 调理方法

早睡晚起，按规律地工作，做一些放松性运动，注意防风、防湿、保暖，以保健康。

## 食物提示

1、水果类：甘蔗、马蹄、柚、橙、柑、枣、苹果、梨等。

2、蔬菜类：芥菜、白菜、萝卜、藕、淮山、生菜、蒜、芹菜等。

3、豆类：黑豆、绿豆、赤小豆、眉豆、薏米、茨实等。

4、肉类：河、海各种产品、鹅、鸡、羊、牛、猪等。

5、谷类：除主食外以麦、小米、玉米、高粱为辅。

## 节令汤

海龙1条、海马1对、海麻雀6只、膨鱼鳃30g、雪蛤3g。西洋参、田七、石斛、北芪、沙参、玉竹、天冬、麦冬各10g、藏红花3g、萝卜500g、龟1只（或水鱼1只）、鸡1只、猪骨、瑶柱、蜜枣、火腿肉、陈皮各适量。

## 时令汤

1、萝卜500g、猪骨、瑶柱（或海螺肉）、蜜枣、陈皮、火腿适量。

2、紫菜4两、排骨、瑶柱、陈皮、蜜枣、火腿肉各适量。

3、苹果4只、乌鸡1只、田七10g、西洋参10g、山黄皮、瑶柱、火腿肉各适量。

4、红萝卜1斤、马蹄半斤、猪骨、陈皮、瑶柱、火腿肉各适量。

## 糖　水

1、昆布、百合、薏米各2两、陈皮适量。

2、紫草、莲子、红枣各2两、山黄皮适量。

3、绿豆、糯米、红枣各2两、陈皮适量。

4、云耳1两、雪耳1两、茨实2两、沙参、西洋参、田七、雪蛤各10g、山黄皮适量。

## 凉　茶

马蹄、竹蔗、茅根、胡萝卜，加紫草或昆布煲水饮。

## 药　浴

苍术60g、艾叶60g、厚朴60g、北芪60g、白芍60g、芦根60g、荆芥60g。

# 2012年健康时相运程演算

由于"善调心者"才是养生的最高境界，而要能做到"善调心者"就必须有命理的知识，所以在此我们运用"五运六气"的思想，用一六十甲子作为示范，将每年每个区间的时相点定为时图，而将在那一年、那一个区间出生的时相点定为命图，从而算出各个不同命图，在不同的时图点上的吉凶福咎，来供大家参考，以达到防患之未然，起到及时调整心理的效果。

例如：1991年5月21日出生。1991年确定为辛未年。5月18日确定为二之气，在书中找到：辛未年（1991年）在2012年的健康运：

再找出：辛未年二之气出生时相框架——这个就是你的命图了。

之后再找出：遇壬辰年初之气……

遇壬辰年二之气……

……

……

这里就可以查到你在壬辰年（2012年）的健康运了。

**甲子、甲午年（1924年、1954年、1984年）在2012年的健康时相**

**1924年初之气出生者**

易患心肺病、心脑血管病、消化系统、泌尿系统、生殖系统等疾患，甚者中风瘫痪，或因癌变、突发心脑血管意外而不治。故应注意补肾、健脾、柔肝、润肺、养心调理，以保延年。农历1、2、3、4、8、12月应小心。

**1954年初之气出生者**

易患心脑病、心脑血管病、消化系统、泌尿系统、生殖系统等疾患，甚者易因心梗、中风、癌变而危及生命。故应注意补肾、健脾、柔肝、养心调理，以保延年。农历2、5、6、7、11月应小心。

**1984年初之气出生者**

易患呼吸系统、消化系统、泌尿系统、生殖系统等疾患，甚者癌变而危及生命，或因患急性肠胃炎、肺炎等突发性疾患而不治。故应注意补肾、健脾、润肺调理，以保健康。农历8、11月应小心。

时相分析

甲子、甲午年初之气时相密码框架为：

$$
\begin{array}{l}
115 \\
39 \\
126 \wedge \\
410 \\
28
\end{array}
$$

呈风寒湿燥热之禀气。

遇壬辰年初之气之风热湿寒禀气相应，而产生五行相克相侮错杂交织之病患，致年老者更易患病而危及生命。故1924年、1954年出生者应注意补肾、健脾、柔肝、润肺、清热、祛风、化湿调理，以保健康。

**遇壬辰年二之气：**风寒湿燥热禀气相应，而产生五行克侮错杂交织之病患，使老年人更易患病而危及生命。故1924年、1954年出生者应注意补肾、健脾、柔肝、润肺、清热、祛风、化湿调理。

**遇壬辰年三之气：**风寒、寒湿、火燥禀气相应，而产生五行生、克、侮、刑之病患，使年老者更易患危及生命的病。故1924年、1954年出生者应注意补肾、健脾、柔肝、泻火、熄风、化湿调理以保健康。

**遇壬辰年四之气：**风寒湿禀气，易产生木土相克、相侮、寒热错杂之病患，使年老者易患痛风、风湿、呼吸系统、消化系统疾病。故1924年、1954年出生者应注意补肾、健脾、柔肝调理。

遇壬辰年五之气的风寒湿火燥禀气相应，而产生五行生、克、刑、侮之疾患，尤其是终日忙碌，耗其真元的年青人，更易患危及生命的疾患。故1984年出生者应注意补肾、健脾、柔肝、润肺、清热、祛风、化湿调理。

遇壬辰年终之气之风寒湿之禀气，易产生木土相克相侮，寒热错杂之病患。使老年人易患痛风、风湿、呼吸系统、消化系统、泌尿系统等疾病，或患危及生命的疾病。故1924年、1954年出生者应注意补肾、健脾、柔肝、祛风、化湿调理，以保健康。

**1924 年二之气出生者**

应注意补肾、润肺、健脾、养心调理，以保健康。农历 2、3、4、6、7 月应小心。

**1954 年二之气出生者**

易患心、脑、心脑血管、泌尿系统、生殖系统等疾患，甚者癌变，或突发急病而危及生命，故应注意补肾、柔肝、健脾、养心调理，以保延年。农历 2、3、4、5、11 月应小心。

**1984 年二之气出生者**

易患呼吸系统、消化系统、生殖系统等疾患，甚者癌变，或患突发性疾病而危及生命，故应注意健脾、柔肝、润肺调理，以保健康。农历 3、4、6、7、8 月应小心。

**时相分析**

甲子、甲午二之气出生的时相密码框架为：

$$
\begin{array}{c}
115 \\
410 \\
126 \wedge \\
115 \\
28
\end{array}
$$

呈风火湿燥之禀气。

遇壬辰年初之气之风火、湿寒禀气相应，易产生木土相克相刑，寒热错杂之病患，使整日忙于操劳的老壮者，易患病而危及生命。故 1954 年出生者应注意补肾、健脾、柔肝、清热、祛风、化湿调理，以保健康。

遇壬辰年二之气之风寒湿燥热禀气相应，易产生五行生克刑侮之疾患。故此时相出生者应注意补肾、健脾、柔肝、润肺、清热、祛风、化湿调理，以保健康延年。

遇壬辰年三之气之风寒湿热之禀气相应，易产生木土相克相侮，寒热错杂之病患，使不知爱惜身体的青壮年，更易患危害生命的突发性急病。故 1954 年、1984 年出生者应注意补肾、健脾、柔肝、清热、祛风、化湿调理。

遇壬辰年四之气之风寒湿燥热禀气，易产生五行生克刑侮之病患，使不知爱惜身体的年青人更易患病，甚者危及生命。故 1984 年出生者更应注意补肾、健脾、柔肝、润肺、清热、祛风、化湿调理。

遇壬辰年五之气风寒湿燥热之禀气，易产生木土、水火金相克侮之疾患。故应注意补肾、健脾、柔肝、清心、润肺、泻火、熄风、化湿调理，以保健康。

遇终之气之风寒湿禀气，使人易患木土相克侮，寒热交炽之病患，使终日忙碌的壮老年人更易患病或因突发性疾病危及生命。故 1954 年出生者应注意补肾、健脾、柔肝、祛风、化湿调理，以保健康。

### 1924 年三之气出生者

应注意补肾、柔肝、养心调理，以保延年。农历 3、4、5、11 月应小心。

### 1954 年三之气出生者

易患危及生命的疾患，如心梗、中风、消化系统、泌尿系统、生殖系统、肿瘤或癌变及因外出遇意外而危及生命。故应注意外出安全，若有不适应马上到医院治疗，以保生命。农历 5、8、11 月应小心。

### 1984 年三之气出生者

应注意补肾、健脾、柔肝、养心调理，以保健康。农历 1、3、4、5、11 月应小心。

### 时相分析

甲子、甲午年三之气出生的时相密码框架为：

$$
\begin{array}{r}
115 \\
115 \\
126 \wedge \\
17 \\
28
\end{array}
$$

呈火、燥、湿之禀气。

遇壬辰年初之气之风火湿寒禀气，易产生风火相煽而克金之疾患。尤其是年青火气盛之人，更易患病。故 1984 年出生者应注意补肾、健脾、柔肝、泻火、熄风、化湿调理，以保健康。

遇壬辰年二之气之风寒湿燥热之禀气相应，易产生金木相克侮，木土相克侮，水火相克侮之病患。尤其是终日劳碌，或不知爱惜身体之人，更易患病。故 1954 年、1984 年出生者应注意补肾、健脾、柔肝、润肺、泻火、熄风、化湿调理，以保健康。

遇壬辰年三之气之风湿寒热禀气相应，易产生木土克侮，寒热错杂交织之病患，故此时相出生之人应注意补肾、健脾、柔肝、泻火、熄风、化湿调理，以保健康。

遇壬辰年四之气之风湿寒禀气相应，易产生木土克侮，水火克侮之病患，使老者及元气耗伤的年青人更易患病。故 1924 年、1984 年出生者应注意补肾、健脾、柔肝、清热、祛风、化湿调理，以保健康。

遇壬辰年五之气风寒湿燥热禀气相应，易产生木土克侮，火金克侮之病患，使元气耗伤的年青人更易患危及生命的病患。故 1984 年出生者应注意补肾、健脾、柔肝、润肺、清热、祛风、化湿调理，以保健康。

遇壬辰年终之气之风寒湿禀气相应，易产生木土、水火相克相侮之疾患，尤其是年老体衰者，更易患危害生命的疾患。故 1924 年 1984 年出生者应注意补肾、健脾、柔肝、清热、祛风、化湿调理，以保健康。

### 1924 年四之气出生者

应注意健脾、柔肝、润肺调理，以保延年。农历 3、4、6、7、8 月应小心。

### 1954 年四之气出生者

易患心、肺、心脑血管、呼吸系统、消化系统、生殖系统等疾患，甚者危及生命，故应注意健脾、柔肝、润肺调理，及外出安全，以保延年。3、4、6、7、8 月应小心。

### 1984 年四之气出生者

易患心脑、消化系统、生殖系统、腰背、关节等疾患，甚者危及生命。故应注意补肾、健脾、柔肝、养心调理，及外出安全，以保健康延年。1、3、4、5、11 月应小心。

### 时相分析

甲子、甲午年四之气出生时相框架为：

$$
\begin{array}{c|l}
 & 115 \\
 & 126 \\
 & 126 \wedge \\
 & 126 \\
 & 28
\end{array}
$$

呈湿燥热之禀气。

遇壬辰年初之气之风寒湿热禀气相应，易产生土木、水火相克相侮的风寒热湿错杂交织之疾患。使长期耗其真元的年青人更易患病，甚者危及生命。故1984年出生者应注意补肾、健脾、柔肝、润肺、清热、祛风、化湿调理，以保健康。

遇壬辰年二之气之风寒湿燥热禀气相应，易产生木土、水火、火金之间的相克相侮的风寒热燥湿相互错杂交织之疾患，甚者危及生命，故凡此时相出生者都应注意补肾、健脾、柔肝、润肺、清热、祛风、化湿调理，以保健康。

遇壬辰年三之气之风寒湿热禀气，易产生土木、水火之间的相克相侮之疾患，甚者易因急病而危及生命。故此时相出生者都应注意补肾、健脾、柔肝、泻火、熄风、化湿调理，以保健康。

遇壬辰年四之气风寒湿禀气，易产生木土、水火之相克相刑之疾患，甚者危及生命。尤其是年老体弱者。故1924年、1954年出生者应注意补肾、健脾、柔肝、祛风、化湿调理，以保健康。

遇壬辰年五之气之风寒湿燥热禀气，易产生木土、水火、火金之间的相克、相侮之疾患，尤其是年老体弱者。故1924年1954年出生者应注意补肾、健脾、柔肝、润肺、清热、祛风、化湿调理。

遇壬辰年终之气之风寒湿禀气，易产生土木、水火相克相刑之疾患，尤其是不知珍惜身体的年青人，更易患病，甚者危及生命。故1984年出生者应注意补肾、健脾、柔肝、祛风、化湿调理，以保健康。

**1924年五之气出生者**

易患心、脑、心脑血管、消化系统、泌尿系统、生殖系统、腿部等疾患，甚者危及生命。故应注意补肾、健脾、柔肝调理，以保延年。农历2、3、4、11、12月应小心。

### 1954 年五之气出生者

易患心、心脑血管、消化系统、生殖系统、腿部等疾患，甚者因心梗、中风、癌变或外出遇意外而危及生命，故应注意健脾柔肝、养心调理及外出安全，以保延年。农历 1、3、4、5、月应小心。

### 1984 年五之气出生者

应注意健脾、柔肝、养心调理，及外出安全以保健康。农历 1、2、5、12 月应小心。

### 时相分析

甲子、甲午年五之气出生框架为：

$$
\begin{array}{c}
115 \\
17 \\
126 \wedge \\
28 \\
28
\end{array}
$$

呈湿燥热之禀气。

遇壬辰年初之气之风寒湿热禀气，易产生土木、水火、火金相克相侮之疾患。尤其是年老者更易患病，甚者危及生命。故 1924 年，1954 年出生者更应注意补肾、健脾、柔肝、润肺、泻火、熄风、化湿调理，以保健康。

遇壬辰年二之气之风寒湿燥热禀气，易产生木土、火金相克相侮之疾患，尤其是年老者，更易患危及生命的疾病。故 1924 年、1954 年出生者应注意补肾、健脾、柔肝、润肺、泻火、息风、化湿调理，以保健康。

遇壬辰年三之气之风寒湿热禀气，易产生木土、水火、相克相侮之疾患，尤其是年老者更易患危及生命的疾患。故 1924 年、1954 年出生者，应注意补肾、健脾、柔肝、润肺、泻火、息风、化湿调理，以保健康。

遇壬辰年四之气之风湿寒禀气，易产生木土、水火、火金之相克相侮疾患，故应注意补肾、健脾、柔肝、润肺、清热、祛风、化湿调理，以保健康。

遇壬辰年五之气之风寒湿燥热之禀气，易产生木土水火金相克侮之疾患。故应注意补肾、健脾、柔肝、清心、润肺、泻火、熄风、化湿调理，以保健康。

遇壬辰年终之气之风寒湿禀气，易产生木土、水火、火金相克侮之疾患，尤其是年老体弱者更易危及生命，故1924年出生者应注意补肾、健脾、柔肝、润肺、清热、祛风、化湿调理，以保健康。

### 1924年终之气出生者

易患心、脑、心脑血管、泌尿系统、生殖系统、消化系统、腰背等疾患，甚者危及生命。故应注意补肾、柔肝、健脾调理，以保延年。2、9、10、11月应小心。

### 1954年终之气出生者

应注意柔肝、润肺调理，以保健康。2、3、4、8月应小心。

### 1984年终之气出生者

易患腰腿、消化系统、生殖系统、泌尿系统等疾患，或易发生意外而外伤。故应注意补肾、健脾调理及安全，以保健康。1、9、10、11、12月应小心。

### 时相分析

甲子、甲午终之气时相框架：

$$
\begin{array}{c|c}
115 & \\
28 & \\
126\wedge & \\
39 & \\
28 & \\
\end{array}
$$

呈寒湿燥热之禀气。

遇壬辰年初之气之风火寒湿禀气，易产生木土、水火、火金相克相侮之疾患，尤其是年老体弱者，更易因病危及生命，故1924年出生者更应注意补肾、健脾、柔肝、润肺、清热、祛风、化湿调理，以保健康。

遇壬辰年二之气之风寒湿燥热禀气，更易产生木土、水火、火金之间的相克相侮疾患。尤其是年老者，更易因病而危及生命。故1924年出生者更应注意补肾、健脾、柔肝、润肺、清热祛风、化湿调理，以保健康。

遇壬辰年三之气之风寒湿热禀气，易产生木土水火金相克侮之疾患。故应注意补肾、健脾、柔肝、清心、润肺、泻火、熄风、化湿调理，以保健康。

遇壬辰年四之气之风寒湿禀气，易产生木土水火金相克侮之疾患。故应注意补肾、健脾、柔肝、清心、润肺、泻火、熄风、化湿调理，以保健康。

遇壬辰年五之气之风寒燥湿热禀气，易产生五行相生、相克、相侮、相刑之疾患，尤其是年老者及终日大耗真元的年青人，更易患病，或因病而危及生命。故 1924 年、1984 年出生者应注意补肾、健脾、柔肝、润肺、清热、祛风、化湿调理，以保健康。

遇壬辰年终之气之风寒湿禀气，易产生木土、金木相克、相侮之疾患，尤其是年老者，不知冷热的年青人更易患病，或因急病而危及生命。故 1924 年、1984 年出生者应注意补肾、健脾、柔肝、润肺、清热、祛风、化湿调理，以保健康。

### 甲寅、甲申年（1944 年、1974 年、2004 年）在 2012 年的健康时相

#### 1944 年初之气出生者

易患心、肺、心脑血管、呼吸系统、消化系统、生殖系统等疾患。甚者易因患心脏病、心脑血管意外，及肿瘤癌变而危及生命。故应注意柔肝、润肺、养心调理，以保延年。农历 2、5、8 月应小心。

#### 1974 年初之气出生者

易患心脑血管、脑部、消化、泌尿生殖系统疾患。甚者易因心脑血管意外、肿瘤癌变而危及生命。故应注意补肾、健脾、柔肝调理，以保延年。农历 2、3、4、6、7、11 月应小心。

#### 2004 年初之气出生者

应注意健脾、清热、润肺调理，以保健康。1、5、8、12 月应小心。以防患发热咳嗽、肠胃不适、呼吸道、消化道合并型感冒。

#### 时相分析

甲寅、甲申初之气出生者时相框架为：

$$
\begin{array}{c}
17 \\
115 \\
126 \wedge \\
410 \\
410
\end{array}
$$

呈风火湿之禀气。

遇壬辰年初之气之风火寒湿禀气，易产生风火相煽、木土、水火相克相侮

之疾患。尤其是年老体弱者及劳碌过度的年青人，更易因病而危及生命。故1944年、1974年出生者应注意补肾、健脾、柔肝、泻火、熄风、化湿调理，以保健康。

遇壬辰年二之气风寒湿燥热之禀气，易产生金木、木土、水火之间相克相侮之疾患。尤其是年老体弱及终日操劳过度的年青人，更易因病而危及生命。故1944年、1974年出生者应注意补肾、健脾、柔肝、润肺、泻火、熄风、化湿调理，以保健康。

遇壬辰年三之气风寒湿热之禀气，易产生风火相煽，木土相克相侮之疾患。故此时相出生者应小心患突发性急病，尤其是1944年、1974年出生者易因病而危及生命。故应注意补肾、健脾、柔肝、泻火、熄风、化湿调理，以保健康。

遇壬辰年四之气风寒湿之禀气，易患木土、水火相克相侮之疾患，尤其是1974年出生者，更易患病，甚者有生命危险。故应注意补肾、健脾、柔肝、清热、祛风、化湿调理，以保健康。

遇壬辰年五之气风寒湿热燥之禀气，易产生木土、水火相克相侮之疾患。尤其是1944年、1974年出生者，易患危及生命的疾患。故应注意补肾、健脾、柔肝、润肺、泻火、熄风、化湿调理，以保健康。

遇壬辰年终之气风寒湿之禀气，易产生木土、水火相克相侮之疾患。1974年出生者易因病而危及生命。故应注意补肾、健脾、柔肝、清热、祛风、化湿调理，以保健康。2004年出生者应注意防风保暖，严防感冒。

**1944年二之气出生者**

易患心肺、心脑血管、呼吸系统、消化系统、皮肤等疾患，甚者易患心、肺病、心脑血管意外，或肿瘤癌变而危及生命。故应注意柔肝、养心、润肺调理，以保延年。2、5、8月应小心。

**1974年二之气出生者**

易患心、脑、肺、心脑血管、呼吸系统、消化系统、生殖系统、泌尿系统、皮肤等疾患。甚者易因患心、脑病、心脑血管意外、或肿瘤癌变而危及生命。故应注意补肾、柔肝润肺调理，以保延年。2、8、11月应小心。

**2004年二之气出生者**

易患呼吸系统、消化系统疾患，或因意外损伤腰腿，甚者因急症或意外而危及生命。故应注意保暖、清热、润肺调理，及外出安全，以保健康。1、5、8、

9、10月应小心。

**时相分析**

甲寅、甲申年二之气出生时相框架为：

|  |
| --- |
| 17 |
| 115 |
| 126 ∧ |
| 115 |
| 410 |

呈风湿热之禀气。

遇壬辰年初之气风火寒湿之禀气，易产生风火相煽，木土相克相侮，寒热风湿错杂交炽之病患。故此时相出生者易因病而危及生命。故应注意补肾、健脾、柔肝、泻火、熄风、化湿调理，以保健康。

遇壬辰年二之气风寒湿燥热之禀气，易产生木土、水火相克、相侮之病患。尤其的1944年、1974年出生者，更易患病，甚者危及生命。故应注意补肾、健脾、柔肝、润肺、泻火、熄风、化湿调理，以保健康。

遇壬辰年三之气风寒湿热之禀气，易产生寒热错杂木土相克相侮之病患。故此时相出生者更易因病而危及生命。故应注意补肾、健脾、柔肝、清热、祛风、化湿调理，以保健康。

遇壬辰年四之气风寒湿之禀气，易产生水木火土相生刑之疾患。故应注意补肾、健脾、柔肝、泻火、熄风、化湿调理，以保健康。

遇壬辰年五之气风寒湿热燥之禀气，易产生木土、水火相克相侮之疾患，甚者危及生命。故应注意补肾、健脾、柔肝、润肺、泻火、熄风、化湿调理，以保健康。

遇壬辰年终之气风寒湿之禀气，易产生木土、水火相克相侮之疾患，甚者危及生命。故应注意补肾、健脾、柔肝、清热、祛风、化湿调理，以保健康。

**1944年三之气出生者**

注意补肾、健脾调理，以保延年。农历6、7、11月应小心。

**1974年三之气出生者**

易患心、肺、心脑血管、消化系统、呼吸系统、生殖系统、腰、关节等疾患，甚者因肿瘤癌变而危及生命。故应注意补肾、柔肝、润肺调理，以保健康。农历2、3、4、8、9、10月应小心。

### 2004年三之气出生者

易患心脑、消化系统、泌尿系统等疾患，甚者易因患突发性疾病而死亡。故应注意补肾、健脾、柔肝调理，以保健康。农历2、6、7、11月应小心。

### 时相分析

甲寅、甲申年三之气时相框架为：

$$
\begin{array}{c}
17 \\
126 \\
126 \wedge \\
115 \\
410
\end{array}
$$

呈风湿热之禀气。

遇壬辰年初之气风热寒湿之禀气，易产生木、水火之间相克、相侮之疾患，尤其是1974年、2004年出生者，更易患危及生命的疾患。故应注意补肾、健脾、柔肝、泻火、熄风调理，以保健康。

遇壬辰年二之气风寒湿燥热之禀气，易产生木土、水火、火金之间的相克相侮之疾患，尤其是1977年、2004年出生者，更易患危及生命的疾病。故应注意补肾、健脾、柔肝、润肺、泻火、熄风、化湿调理，以保健康。

遇壬辰年三之气风寒湿热之禀气，易患木土、水火相克相侮之疾患，甚者危及生命。故应注意补肾、健脾、柔肝、泻火、熄风、化湿调理，以保健康。

遇壬辰年四之气风寒湿之禀气，易产生木土、水火之间的相克相侮之疾患，甚者危及生命。故应注意补肾、健脾、柔肝、清热、祛风、化湿调理，以保健康。

遇壬辰年五之气风寒燥湿热之禀气，易产生木土、水火、火金之间的相克相侮之疾患，甚者危及生命。尤其是1974年出生者，更应注意补肾、健脾、柔肝、润肺调理，以保健康。

遇壬辰年终之气风寒湿之禀气，易产生木土、水火之间的相克相侮之疾患，甚者危及生命。故应注意补肾、健脾、柔肝、清热、祛风、化湿调理，以保健康。

**1944 年四之气出生者**

注意补肾、健脾调理，以保延年。农历 1、6、7、9、10、12 月应小心。

**1974 年四之气出生者**

注意补肾、健脾、柔肝、润肺调理，以保健康。3、4、6、7、8、9、10 月应小心。

**2004 年四之气出生者**

易患呼吸、消化、泌尿系统、脑、皮肤等疾病，甚者易因患传染性、急性疾病而危及生命。故应注意补肾、柔肝、润肺调理及防风保暖，以保健康。2、8、11 月应小心。

**时相分析**

甲寅、甲申年四之气出生时相框架为：

$$
\begin{array}{c}
17 \\
28 \\
126 \wedge \\
126 \\
410
\end{array}
$$

呈风燥湿热之禀气。

遇壬辰年初之气风热寒湿之禀气，易产生木土、水火、火金相克相侮的疾病，尤其是 1944 年、2004 年出生者，更应注意补肾、健脾、柔肝、润肺、清热、祛风、化湿调理，以保健康。

遇壬辰年二之气风寒湿燥热之禀气，易产生木土、水火、火金相克相侮之疾患，尤其是 1974 年出生者，更注意补肾、健脾、柔肝、润肺、清热、祛风、化湿调理，以保健康。

遇壬辰年三之气风寒湿热之禀气，易产生木土、水火、火金相克相侮之疾患，尤其是 1974、2004 年出生者，更应注意补肾、健脾、柔肝、润肺、泻火、熄风、化湿调理，以保健康。

遇壬辰年四之气风寒湿之禀气，易产生木土相克相侮之疾患，尤其是 1944 年、1974 年出生者更应注意补肾、健脾、柔肝、清热、祛风、化湿调理，以保健康。

遇壬辰年五之气风寒湿燥热之禀气，易患土木，火金相克相侮之疾患，2004年出生者更易患危及生命的疾患。故应注意补肾、健脾、润肺、柔肝、泻火、熄风、化湿调理，以保健康。

遇壬辰年终之气风寒湿之禀气，易产生木土、水火相克相侮之疾患。尤其是2004年出生者更易患危及生命的疾患。故应注意补肾、健脾、柔肝、润肺、清热、祛风、化湿调理，以保健康。

**1944年五之气出生者**

易患心、肺、心脑血管、呼吸系统、消化系统、生殖系统、皮肤疾患，甚者易因心脑病、中风、肿瘤癌变而而危及生命。故应注意柔肝、养心、润肺调理，以保延年。2、5、8月应小心。

**1974年五之气出生者**

易患心、脑、心脑血管、消化系统、泌尿系统、生殖系统等疾患，甚者易因心脑病、中风、肿瘤癌变而危及生命。故应注意补肾、健脾、柔肝调理，以保延年。2、6、7、9、10、11月应小心。

**2004年五之气出生者**

易患呼吸、消化系统、皮肤等疾患，甚者易因传染性感冒或突发性疾病而危及生命，或需手术治疗。故应注意补肾、健脾、柔肝、润肺调理，防风保暖及饮食卫生，以保健康。2、6、7、8、9、10月应小心。

**时相分析**

甲寅、甲申年五之气时相框架为：

$$
\begin{array}{l}
17 \\
39 \\
126 \wedge \\
28 \\
410
\end{array}
$$

呈风寒湿燥热之禀气。

遇壬辰年初之气风热寒湿之禀气，易产生木土、水火相克侮之疾患，甚者危及生命。故应注意补肾、健脾、柔肝、润肺、清热、祛风、化湿调理，以保健康。

遇壬辰年二之气风寒湿燥热之禀气，易产生木土、水火、火金相克侮之疾病，甚者危及生命。故应注意补肾、健脾、柔肝、润肺、清热、祛风、化湿调理，以保健康。

遇壬辰年三之气风热寒湿之禀气，易产生木土、水火相克侮之疾患，尤其是1944年出生者，易患危及生命之病患。故应注意补肾、健脾、柔肝、润肺、泻火、熄风、化湿调理，以保健康。

遇壬辰年四之气风寒湿之禀气，易产生木土、水火相克侮之疾患，尤其是1974年、2004年出生者更易患危及生命的疾患。故应注意补肾、健脾、柔肝、润肺、清热、祛风、化湿调理，以保健康。

遇壬辰年五之气风寒湿燥热之禀气，易产生木土、水火、火金相克侮之疾患，甚者危及生命。故应注意补肾、健脾、柔肝、润肺、清热、祛风、化湿调理，以保健康。

遇壬辰年终之气风寒湿之禀气，易患木土、水火相克侮之疾患，尤其是1974年、2004年出生者易患危及生命的疾患。故应注意补肾、健脾、柔肝、润肺、清热、祛风、化湿调理，以保健康。

**1944年终之气出生者**

注意健脾、柔肝、润肺调理，以保健康。1、2、3、4、8、12月应小心。

**1974年终之气出生者**

注意补肾、健脾、柔肝、润肺调理，以保健康。农历1、3、4、8、11、12月应小心。

**2004年终之气出生者**

易患消化系统、四肢关节、肌腱等疾患，甚者易因患急性肠胃炎，急性传染性感冒而危及生命。故应注意健脾、柔肝调理，防风保暖，饮食卫生，以保健康。1、3、4、6、7、12月应小心。

**时相分析**

甲寅、甲申终之气时相框架为：

```
          17
          410
          126 ∧
          39
          410
```

呈风寒湿热之禀气。

遇壬辰年初之气风寒湿热之禀气，易产生木土、水火相克侮之疾患，尤其是2004年出生者，更易患危及生命的病患。故应注意补肾、健脾、柔肝、清热、祛风、化湿调理，以保健康。

遇壬辰年二之气风寒湿燥热之禀气，易产生木土、水火、火金相克侮之疾患，尤其是2004年出生者，更易患危及生命之病患。故注意补肾、健脾、柔肝、润肺、清热、祛风、化湿调理，以保健康。

遇壬辰年三之气风寒湿热之禀气，易患木土、水火相克相侮之疾病，尤其是2004年出生者，更易患危及生命之疾患。故应注意补肾、健脾、柔肝、泻火、熄风、化湿调理，以保健康。

遇壬辰年四之气风寒湿之禀气，易产生木土水相克侮之疾患，尤其是2004年出生者，易患危及生命之疾病。故应注意补肾、健脾、柔肝、清热、化湿、祛风调理，以保健康。

遇壬辰年五之气风寒湿燥热之禀气，易产生木土水火金相克侮之疾病。故应注意补肾、健脾、柔肝、润肺、清热、祛风、化湿调理，以保健康。

遇壬辰年终之气风寒湿之禀气，易产生木土水火相克侮之疾病。故应注意补肾、健脾、柔肝、清热、祛风、化湿调理，以保健康。

甲辰、甲戌（1934年、1964年、1994年）在2012年的健康时相

**1934年初之气出生者**

易患心脏、心脑血管、消化系统、关节等疾患，甚者易因心脏病、中风、肿瘤而危及生命，需手术治疗。故应注意健脾、柔肝、养心调理，以保健康。1、2、5、12月应小心。

**1964 年初之气出生者**

应注意补肾、柔肝调理，以保健康。2、3、4、9、10、11 月应小心。

**1994 年初之气出生者**

易患消化系统、呼吸系统、皮肤等疾患，甚者易因传染性疾病危及生命。故应注意健脾、柔肝、润肺、清心调理，及饮食卫生，以保健康。3、4、5、6、7、8 月应小心。

**时相分析**

甲辰、甲戌初之气时相框架为：

$$
\begin{array}{c}
39 \\
17 \\
126 \wedge \\
410 \\
126
\end{array}
$$

呈风寒湿热之禀气。

遇壬辰年初之气风热寒湿之禀气，易产生木土、水火相克侮的疾患，尤其是 1934 年出生者，更易患危及生命的疾病。故应注意补肾、健脾、柔肝、清热、祛风、化湿调理，以保健康。

遇壬辰年二之气风寒湿燥热之禀气，易产生木土、水火、火金相克侮之疾病，尤其是 1934 年、1994 年出生者，更易患危及生命的疾病，故应注意补肾、健脾、柔肝、润肺、清热、祛风、化湿调理，以保健康。

遇壬辰年三之气风寒湿热之禀气，易产生木土、水火相克侮之病患，尤其是 1934 年、1994 年出生者，易患危及生命病患。故应注意补肾、健脾、柔肝、清热、祛风、化湿调理，以保健康。

遇壬辰年四之气风寒湿热之禀气，易产生木土、水火相克侮之病患。尤其是 1994 年出生者，更易患危及生命的病患。故应注意补肾、健脾、柔肝、清热、祛风、化湿调理，以保健康。

遇壬辰年五之气风寒湿燥热之禀气，易产生土木、水火、火金相克侮之病患，尤其是 1994 年出生者，易患危及生命的病患。故应注意补肾、健脾、柔肝、润肺、清热、祛风、化湿调理，以保健康。

遇壬辰年终之气风寒湿之禀气，易产生木土、火水相克侮之疾患。故应注意补肾、健脾、柔肝、清热、祛风、化湿调理，以保健康。

### 1934 年二之气出生者

易患心肺、呼吸、消化系统疾患，甚者需手术治疗。故应注意健脾、润肺、养心调理，以保健康。农历 5、6、7、8 月应小心。

### 1964 年二之气出生者

易患消化系统、腰腿等疾患，甚者需手术治疗。故应注意健脾、柔肝调理，以保健康。1、2、3、4、9、10、12 月应小心。

### 1994 年二之气出生者

易患呼吸、消化、泌尿、生殖系统、皮肤等疾患，甚者危及生命。故应注意补肾、健脾、柔肝、润肺调理，保暖、防风、饮食卫生，以保健康。3、4、6、7、8、11 月应小心。

### 时相分析

甲辰、甲戌年二之气时相框架为：

$$
\begin{array}{c|}
39 \\
28 \\
126 \land \\
115 \\
126 \\
\end{array}
$$

呈寒湿热之禀气。

遇壬辰年初之气风热寒湿之禀气，易产生木土、水火相克侮的疾病，尤其是 1964 年出生者，易患危及生命的疾患。故应注意补肾、健脾、柔肝、润肺、清热、化湿调理，以保健康。

遇壬辰二之气风寒湿燥热禀气，易产生木土、水火、火金相克侮的疾患，尤其是 1964 年、1994 年出生者，易因病危及生命。故应注意补肾、健脾、柔肝、润肺、清热、祛风、化湿调理，以保健康。

遇壬辰年三之气风寒湿热之禀气，易患木土、水火相克侮的疾患，甚者危及生命。故应注意补肾、健脾、柔肝、清热、祛风、化湿调理，以保健康。

遇壬辰年四之气风寒湿之禀气，易患木、土、水相克侮之病患，1934 年、

1994 年出生者易因病危及生命。

遇壬辰年五之气风寒湿燥热之禀气，易产生土木水火金相生克侮刑之疾病，甚者危及生命，故应注意补肾、健脾、柔肝、润肺、清热、祛风、化湿调理，以保健康。

遇壬辰年终之气风寒湿之禀气，易产生木土水火相克侮之疾患。1964、1994 年出生者易因病危及生命。故应注意补肾、健脾、柔肝、润肺、清热、祛风、化湿调理，以保健康。

### 1934 年三之气出生者

易患心、心脑血管、腰腿等疾患，甚者危及生命或瘫、伤残。故应注意补肾、健脾、养心调理，及外出注意安全，以保健康。1、5、9、10、12 月应小心。

### 1964 年三之气出生者

易患心肺、心脑血管、呼吸系统、生殖系统、皮肤等疾患，甚者易因心脑血管意外，或肿瘤危及生命，或需手术治疗。故应注意补肾、润肺、养心调理，及外出安全，以保健康。1、5、6、7、8、12 月应小心。

### 1994 年三之气出生者

易患脑、消化、泌尿、生殖系统疾患，及易因急性疾患而危及生命，故应注意补肾、柔肝、养心调理，防风保暖，以保健康。3、4、5、11 月应小心。

### 时相分析

甲辰、甲戌年三之气出生时相框架为：

$$
\begin{array}{|c|}
39 \\
39 \\
126 \land \\
17 \\
126 \\
\end{array}
$$

呈风寒湿热之禀气。

遇壬辰年初之气风热寒湿之禀气，易产生木土、水火相克侮之疾患。尤其是 1934、1964 年出生者，更易患危及生命的疾患。故应注意补肾、健脾、柔肝、清热、祛风、化湿调理，以保健康。

遇壬辰二之气风寒湿燥热禀气，易产生木土水火金相克侮之病患，尤其是 1994 年出生者，易因病而危及生命。故应注意补肾、健脾、柔肝、润肺、清热、祛风、化湿调理，以保健康。

遇壬辰年三之气风寒湿热之禀气，易产生木土水火相克相侮之病患，甚者危及生命。故注意补肾、健脾、柔肝、泻火、熄风、化湿调理，以保健康。

遇壬辰年四之气风寒湿之禀气，易产生木土水相克相侮之疾病，尤其是1964年出生者易因病危及生命。故应注意补肾、健脾、柔肝、祛风、化湿调理，以保健康。

遇壬辰年五之气风寒湿燥热之禀气，易产生木土水火金相克侮之疾患，尤其是1934、1964年出生者，易因病而危及生命。故应注意补肾、健脾、柔肝、润肺、清热、祛风、化湿调理，以保健康。

遇壬辰年终之气风寒湿之禀气，易产生木土水相克侮之病患，尤其是1964年、1994年出生者，易因病危及生命。故应注意补肾、健脾、柔肝、清热、祛风、化湿调理，以保健康。

**1934年四之气出生者**

注意补肾、柔肝、润肺调理，以保健康，不宜外出游玩。农历3、4、8、11月应小心。

**1964年四之气出生者**

注意健脾、养心调理及出行安全，以保健康。1、5、6、7、12月应小心。

**1994年四初之气出生者**

易患呼吸、消化系统疾患，甚者易因急性疾病，或传染性疾病，或突发心脏病而危及生命。故应注意健脾、柔肝、润肺、养心调理，以保健康。1、2、5、8、12月应小心。

**时相分析**

甲辰、甲戌年四之气时相框架为：

$$
\begin{array}{l}
39 \\
410 \\
126 \wedge \\
126 \\
126
\end{array}
$$

呈风寒湿之禀气。

遇壬辰年初之气风热寒湿之禀气，易产生木土水相克侮之疾病，尤其是

1994 年出生者，更易患危及生命的疾病。故应注意补肾、健脾、柔肝、祛风、化湿调理，以保健康。

遇壬辰二之气风寒湿燥热禀气，易产生木土水金相克侮之疾病，尤其是 1934 年、1994 年出生者，更易患危及生命的疾病。故应注意补肾、健脾、柔肝、润肺、清热、祛风、化湿调理，以保健康。

遇壬辰年三之气风寒湿热之禀气，易产生木土水火相克相侮之疾病，甚者危及生命。故应注意补肾、健脾、柔肝、清热、祛风、化湿调理，以保健康。

遇壬辰年四之气风寒湿之禀气，易产生木土水相克侮之疾患，1964 年出生者更易患病。故应注意补肾、健脾、柔肝、祛风、化湿调理，以保健康。

遇壬辰年五之气风寒湿燥热之禀气，易产生木土水火金相克侮之疾患，1934 年、1994 年出生者更易患病。故应注意补肾、健脾、柔肝、润肺调理，以保健康。

遇壬辰年终之气风寒湿之禀气，易产生木土水相克侮之病患，故应注意补肾、健脾、柔肝、润肺、祛风、化湿调理，以保健康。

**1934 年五之气出生者**

易患心脑、心脑血管、消化系统、生殖系统、腰部等疾病，甚者易因心梗、中风、癌症而危及生命，或需手术治疗。故应注意健脾、柔肝、养心调理，以保健康。2、3、4、9、10 月应小心。

**1964 年五之气出生者**

应注意健脾、润肺调理，外出安全，以保健康。6、7、8 月应小心。

**1994 年五之气出生者**

易患呼吸、消化系统疾患，及因意外伤残手足，甚者易因传染性、急性疾病而危及生命。故应注意健脾、柔肝、润肺调理，防风保暖，饮食卫生及行动安全，以保健康。1、3、4、8、12 月应小心。

**时相分析**

甲辰、甲戌年五之气时相框架为：

| |
|---|
| 39 |
| 115 |
| 126 ∧ |
| 28 |
| 126 |

呈寒湿燥热之禀气。

遇壬辰年初之气风热寒湿之禀气，易产生金木水火相克侮之疾患，尤其是1934、1994年出生者，易因病而危及生命。故应注意补肾、健脾、柔肝、润肺、清热、祛风、化湿调理，以保健康。

遇壬辰二之气风寒湿燥热禀气，易产生木土水火金相克侮之病患，尤其是1934、1994年出生者，易因病而危及生命。故应注意补肾、健脾、柔肝、润肺、清热、祛风、化湿调理，以保健康。

遇壬辰年三之气风寒湿热之禀气，易产生木土水火相克侮之病患，尤其是1934、1994年出生者，易因急病而危及生命。故应注意补肾、健脾、柔肝、润肺、清热、祛风、化湿调理，以保健康。

遇壬辰年四之气风寒湿之禀气，易产生木土水火之相克侮之病患，1964年出生者应注意补肾、健脾、柔肝、祛风、化湿调理，以保健康。

遇壬辰年五之气风寒湿燥热之禀气，易产生木土水火金相克侮之疾患，1934、1994年出生者更易患危及生命之疾患。故应注意补肾、健脾、柔肝、润肺、清热、祛风、化湿调理，以保健康。

遇壬辰年终之气风寒湿之禀气，易产生木土水相克侮之疾患，1934、1994年出生者更易因病而危及生命。故应注意补肾、健脾、柔肝、祛风、化湿调理，以保健康。

### 1934 年终之气出生者

易患心脑血管、呼吸、消化、生殖系统疾患，甚者易因心脑血管意外、肿瘤危及生命或需手术治疗。故应注意健脾、柔肝、润肺调理，及外出安全，以保健康。农历3、4、6、7、8月应小心。

### 1964 年终之气出生者

易患呼吸、消化、生殖系统、皮肤、心脑血管等疾患，甚者易因心脑血管意外、肿瘤危及生命，或需手术治疗。故应注意健脾、柔肝、润肺调理，及外出安全，以保健康。3、4、6、7、8月应小心。

### 1994 年终之气出生者

易患消化、泌尿系统疾患，甚者易因肿瘤需手术治疗，或因急症、意外而危及生命。故应注意补肾、养心调理，及外出安全，以保健康。5、9、10、11

月应小心。

**时相分析**

甲辰、甲戌年终之气出生者时相框架为：

$$39$$
$$126$$
$$126 \wedge$$
$$39$$
$$126$$

呈寒湿之禀气。

遇壬辰年初之气风热寒湿之禀气，易产生木土水火相克侮之疾患，故应注意补肾、健脾、柔肝、清热、祛风、化湿调理，以保健康。

遇壬辰二之气风寒湿燥热禀气，易产生木土水火金相克侮的疾患，尤其是1934、1994 年出生者，更易患危及生命之病患。故应注意补肾、健脾、柔肝、润肺、清热、祛风、化湿调理，以保健康。

遇壬辰年三之气风寒湿热之禀气，易产生木土水火相克侮之疾患，甚者易因急病危及生命。故应注意补肾、健脾、柔肝、清热、祛风、化湿调理，以保健康。

遇壬辰年四之气风寒湿之禀气，易产生木土水相克侮之病患，1934、1964年出生者更应注意补肾、健脾、柔肝、祛风、化湿调理，以保健康。

遇壬辰年五之气风寒湿燥热之禀气，易产生木土 水火金相克侮之疾患。故应注意补肾、健脾、柔肝、润肺、清热、祛风、化湿调理，以保健康。

遇壬辰年终之气风寒湿之禀气，易产生木土水相克侮之疾患，1994 年出生者更易患危及生命的疾患。故应注意补肾、健脾、柔肝、祛风、化湿调理，以保健康。

**乙丑、乙未年（1925 年、1955 年、1985 年）在 2012 年的健康时相**

**1925 年初之气出生者**

易患心、心脑血管、消化系统、生殖系统等疾患，甚者易因心衰、心脑血管意外、癌症而危及生命，更甚者不治。故应注意健脾、柔肝、养心调理，以保延年。农历3、4、5、6、7月应小心。

**1955 年初之气出生者**

应注意补肾、润肺、养心调理，以保健康。农历5、8、11月应小心。

**1985 年初之气出生者**

易患心脑血管、消化系统、生殖系统等疾患。甚者易因中风、肿瘤需手术治疗，更甚者不治，故应注意柔肝、润肺调理，以保健康。

**时相分析**

乙丑、乙未初之气时相框架为：

$$\begin{array}{|c}
126 \\
410 \\
28\,\vee \\
410 \\
39
\end{array}$$

呈风寒湿燥之禀气。

**遇壬辰年初之气：** 风热寒湿之禀气，易产生金木土水火相克侮之病患，尤其是1985 年出生者，更易患危及生命之病患。故应注意补肾、健脾、柔肝、润肺、清热、祛风、化湿调理，以保健康。

**遇壬辰年二之气：** 风寒湿燥热禀气，易产生木土、水火金相克侮之疾病，尤其是1925 年、1985 年出生者，易患危及生命之病患。故应注意健脾、柔肝、润肺、清热、祛风、化湿调理，以保健康。

**遇壬辰年三之气：** 风寒湿热之禀气，易产生木土水火相克侮之病患，甚者危及生命或不治。故应注意补肾、健脾、柔肝、润肺、清热、祛风、化湿调理，以保健康。

**遇壬辰年四之气：** 风寒湿之禀气，易产生木土 水相克侮之病患，1925 年出生者更易因病危及生命。

**遇壬辰年五之气：** 风寒湿燥热之禀气，易产生木土水火金相克侮之疾患。1985 年出生者易因病危及生命。故应注意补肾、健脾、柔肝、润肺、清热、祛风、化湿调理，以保健康。

**遇壬辰年终之气：** 风寒湿之禀气，易产生金木土水相克侮之疾患。

### 1925 年二之气出生者

易患心肺、心脑血管、呼吸系统、消化系统、腿部等疾患，甚者因心肺病、中风、肿瘤危及生命，或瘫痪或需手术治疗。故应注意健脾、润肺、养心调理，以保延年。农历 1、5、8、12 月应小心。

### 1955 年二之气出生者

易患心、肺、脑、心脑血管、消化系统、泌尿系统、生殖系统、呼吸系统等疾患，甚者危及生命或需手术治疗，故应注意补肾、柔肝、润肺调理，以保健康。农历 2、6、7、8、11 月应小心。

### 1985 年二之气出生者

易患心、肺、肾、呼吸、消化、泌尿、生殖系统等疾患，甚者需手术治疗，或危及生命，故应注意补肾、柔肝、润肺、养心调理，以保健康。农历 3、4、5、8、11 月应小心。

**时相分析**

乙丑、乙未年二之气时相框架为：

$$
\begin{array}{c}
126 \\
115 \\
28 \vee \\
115 \\
39
\end{array}
$$

呈湿热寒燥之禀气。

**遇壬辰年初之气**：风热寒湿之禀气，易产生木土水火金相克侮之疾患，甚者危及生命，故应注意补肾、健脾、柔肝、润肺、清热、祛风、化湿调理，以保健康。

**遇壬辰年二之气**：风寒湿燥热禀气，易产生木土 水火金相克侮之疾病，1955、1985 年出生者更易患危及生命之病患，故应注意补肾、健脾、柔肝、润肺、清热、祛风、化湿调理，以保健康。

**遇壬辰年三之气**：风寒湿热之禀气，易产生木水火相克侮疾患，1925、1985 年出生者易因急病而危及生命。故应注意补肾、健脾、柔肝、泻火、熄风、化湿调理，以保健康。

**遇壬辰年四之气**：风寒湿之禀气，易产生木土水火相克侮之病患，1955年出生者更易患危及生命之病患。故应注意补肾、健脾、柔肝、清热、祛风、化湿调理，以保健康。

**遇壬辰年五之气**：风寒湿燥热之禀气，易产生木土水火金相克侮之疾患，甚者危及生命。故应注意补肾、健脾、柔肝、润肺、清热、祛风、化湿调理，以保健康。

**遇壬辰年终之气**：风寒湿之禀气，易产生木土水火相克侮之病患，1955、1985年出生者易产生危及生命之病患。故应注意补肾、健脾、柔肝、清热、祛风、化湿调理，以保健康。

### 1925年三之气出生者

易患心心脑血管、消化系统、腰等疾患。甚者易因心脏病、中风、肿瘤需手术治疗或危及生命。故应注意补肾、柔肝调理，以保健康。农历2、3、4、9、10月应小心。

### 1955年三之气出生者

易患脑、呼吸、消化系统、泌尿系统、生殖系统等疾患，甚者需手术治疗，或危及生命。故应注意补肾、柔肝、润肺调理，以保健康。农历1、2、8、11、12月应小心。

### 1985年三之气出生者

易患心、肺、呼吸、消化、皮肤、腿等疾患，故应注意健脾、柔肝、润肺、养心调理，以保健康。农历1、2、8、9、10、12月应小心。

### 时相分析

乙丑、乙未年三之气出生的时相框架为：

$$\begin{array}{r} 126 \\ 126 \\ 28 \vee \\ 17 \\ 39 \end{array}$$

呈寒湿热燥之禀气。

**遇壬辰年初之气**：风热寒湿之禀气，易产生木土水火相克侮之病患，甚者危及生命。故应注意补肾、健脾、柔肝、润肺、清热、祛风、化湿调理，以保健康。

**遇壬辰年二之气：**风寒湿燥热禀气，易产生木土水火金相克侮之病患，甚者危及生命。故应注意补肾、健脾、柔肝、润肺、清热、祛风、化湿调理，以保健康。

**遇壬辰年三之气：**风寒湿热之禀气，易产生木土水火相克侮之疾病。1925年出生者易突发急病死亡。故应注意补肾、健脾、柔肝、润肺、泻火、熄风、化湿调理，以保健康。

**遇壬辰年四之气：**风寒湿之禀气，易产生金木土水火相克侮之疾患。

**遇壬辰年五之气：**风寒湿燥热之禀气，易产生木土水火金相克侮之疾病，甚者危及生命，故应注意补肾、健脾、柔肝、润肺、清热、祛风、化湿调理，以保健康。

**遇壬辰年终之气：**风寒湿之禀气，易产生木土、水火相克侮之疾病，甚者危及生命。故应注意补肾、健脾、柔肝、润肺、清热、祛风、化湿调理，以保健康。

**1925 年四之气出生者**

易患心脑血管、消化系统、生殖系统、风湿等疾患。甚者易因中风造成瘫痪，或因肿瘤需做手术治疗，或危及生命。故应注意补肾、健脾、柔肝调理，以保延年。农历1、3、4、9、10、12月应小心。

**1955 年四之气出生者**

注意健脾、柔肝、养心调理，以保健康。农历1、2、5、6、7、12月应小心。

**1985 年四之气出生者**

易患心脑血管、消化、生殖系统等疾患，故应注意健脾、柔肝、养心调理，以保健康。农历1、3、4、9、10、12月应小心。

**时相分析**

乙丑、乙未年四之气出生者时相框架：

126

17

28 ∨

126

39

呈寒湿燥热之禀气。

**遇壬辰年初之气:** 风热寒湿之禀气,易产生金木土水火相克侮之病患,甚者易危及生命。故应注意补肾、健脾、柔肝、润肺调理,以保健康。

**遇壬辰年二之气:** 风寒湿燥热禀气,易产生木土水火金相克侮之疾病,甚者危及生命。故应注意补肾、健脾、柔肝、润肺、清热、祛风、化湿调理,以保健康。

**遇壬辰年三之气:** 风寒湿热之禀气,易产生木土水火相克侮之病患,甚者易因急病而不治。故应注意补肾、健脾、柔肝、润肺、泻火、熄风、化湿调理,以保健康。

**遇壬辰年四之气:** 风寒湿之禀气,易产生金木土水相克侮之疾患。

**遇壬辰年五之气:** 风寒湿燥热之禀气,易产生易产生木土水火金相克侮之疾病,甚者危及生命。故应注意补肾、健脾、柔肝、润肺、清热、祛风、化湿调理,以保健康。

**遇壬辰年终之气:** 风寒湿之禀气,易产生木土水相克侮之病患,甚者危及生命。故应注意补肾、健脾、柔肝、润肺、清热、祛风、化湿调理,以保健康。

1925 年五之气出生者

注意健脾、润肺调理,以保延年。农历1、6、7、8、12月应小心。

1955 年五之气出生者

易患脑、心脑血管、消化、泌尿、生殖系统疾患,甚者因心脑血管意外、肿瘤、癌症而危及生命或需手术治疗。故应注意补肾、柔肝、健脾调理,以保健康。农历1、9、10、11、12月应小心。

1985 年五之气出生者

易患心脑、泌尿、生殖系统等疾患,故应注意补肾、健脾调理,以保健康。农历1、5、11、12月应小心。

**时相分析**

乙丑、乙未年五之气出生时相框架为：

$$
\begin{array}{c|}
126 \\
28 \\
28 \vee \\
28 \\
39
\end{array}
$$

呈寒湿燥之禀气。

**遇壬辰年初之气：**风热寒湿之禀气，易产生金木土水相克侮之疾病，甚者危及生命。故应注意补肾、健脾、柔肝、润肺、清热、祛风、化湿调理，以保健康。

**遇壬辰年二之气：**风寒湿燥热禀气，易产生金木土水相克侮之病患，故应注意补肾、健脾、柔肝、润肺、清热、祛风、化湿调理，以保健康。

**遇壬辰年三之气：**风寒湿热之禀气，易产生金木土水火相克侮之病患，1985 年出生者更易患病，故应注意补肾、健脾、柔肝、润肺、清热、祛风、化湿调理，以保健康。

**遇壬辰年四之气：**风寒湿之禀气，易产生土金水木相生刑之疾患。

**遇壬辰年五之气：**风寒湿燥热之禀气，易产生金木土相克侮之病患，1955 年出生者易患危及生命之病患。故应注意补肾、健脾、柔肝、润肺、清热、祛风、化湿调理，以保健康。

**遇壬辰年终之气：**风寒湿之禀气，易产生金木土水相克侮之疾患。甚者危及生命。故应注意补肾、健脾、柔肝、润肺、清热、祛风、化湿调理，以保健康。

**1925 年终之气出生者**

易患心、肺、脑、心脑血管、呼吸、消化、泌尿、生殖系统等疾患，甚者易因心脏病、心脑血管意外、肿瘤危及生命或需手术治疗，故应注意补肾、柔肝、健脾、润肺调理，及外出安全，以保延年。农历 3、4、6、7、8、11 月应小心。

**1955 年终之气出生者**

易患心、心脑血管、消化、生殖系统等疾患，甚者易因心脏病、心脑血管意外、肿瘤而危及生命，或需手术治疗，故应注意补肾、柔肝、健脾调理，以保健康。有人易痛失配偶。农历1、2、3、4、9、10、12月应小心。

**1985年终之气出生者**

易患心、消化、生殖系统、腰、四肢等疾患，甚者易因心脏病、肿瘤等危及生命，或需手术治疗，故应注意补肾、健脾、柔肝调理，以保健康。农历1、2、9、10、12月应小心。

**时相分析**

乙丑、乙未年终之气出生时相框架为：

126
39
28 ∨
39
39

呈寒湿燥之禀气。

**遇壬辰年初之气**：风热寒湿之禀气，易产生金木土水相克侮刑之疾患，1955、1985年出生者，更易患危及生命之病患。故应注意补肾、健脾、柔肝、润肺、清热、祛风、化湿调理，以保健康。

**遇壬辰年二之气**：风寒湿燥热禀气，易产生金木土水相克侮刑之疾患，甚者危及生命，故应注意补肾、健脾、柔肝、润肺、清热、祛风、化湿调理，以保健康。

**遇壬辰年三之气**：风寒湿热之禀气，易产生金木土水相克侮之疾患，1925、1955年出生者易患危及生命之病患。故应注意补肾、健脾、柔肝、润肺、清热、祛风、化湿调理，以保健康。

**遇壬辰年四之气**：风寒湿之禀气，易产生金木土水相克侮刑之疾患，1925年出生者易患危及生命之疾患。故应注意补肾、健脾、柔肝、润肺、祛风、化湿调理，以保健康。

**遇壬辰年五之气**：风寒湿燥热之禀气，易产生金木土水相克侮之疾患，甚者危及生命。故应注意补肾、健脾、柔肝、润肺、清热、祛风、化湿调理，以保健康。

**遇壬辰年终之气：** 风寒湿之禀气，易产生金木土水相克侮刑之疾患，甚者危及生命。故应注意补肾、健脾、柔肝、润肺、祛风、化湿调理，以保健康。

乙卯、乙酉年（1945 年、1975 年、2005 年）在 2012 年的健康时相

**1945 年初之气出生者**

注意健脾、柔肝调理，以保健康。农历 2、3、4 月应小心。

**1975 年初之气出生者**

易患心脑血管、消化、泌尿、生殖系统等疾患，甚者易因心脑血管意外，或肿瘤，需手术治疗。故应注意补肾、健脾柔肝调理，以保健康。农历 1、3、4、11、12 月应小心。

**2005 年初之气出生者**

易患呼吸、消化系统、腿、皮肤等疾患，故应注意补肾、健脾、柔肝、润肺调理，防风保暖、饮食卫生，以保健康。农历 1、3、4、8、11、12 月应小心。

**时相分析**

乙卯、乙酉年初之气出生时相框架为：

$$28$$
$$126$$
$$28 \lor$$
$$410$$
$$115$$

呈风湿燥热之禀气。

**遇壬辰年初之气：** 风热寒湿之禀气，易产生金木土水火相生克侮刑之疾患，1975 年、2005 年出生者更易患病，甚者危及生命。故应注意补肾、健脾、柔肝、润肺、清热、祛风、化湿调理，以保健康。

**遇壬辰年二之气：** 风寒湿燥热禀气，易产生金木水火相克侮刑之疾患，1975、2005 年出生者更应注意补肾、健脾、柔肝、润肺、清热、祛风、化湿调理，以保健康。

**遇壬辰年三之气：** 风寒湿热之禀气，易产生金木土水火相克侮刑之疾患，

甚者危及生命，故应注意补肾、健脾、柔肝、润肺、泻火、熄风、化湿调理，以保健康。

**遇壬辰年四之气：**风寒湿之禀气，易产生金木土水相克侮之疾患。

**遇壬辰年五之气：**风寒湿燥热之禀气，易产生金木土水火相克侮刑之疾患，2005 年出生者更应注意补肾、健脾、润肺、清热、祛风、化湿调理，以保健康。

**遇壬辰年终之气：**风寒湿之禀气，易产生金木土水相克侮之疾患，1975 年、2005 年更易患危及生命之病患，故应注意补肾、健脾、柔肝、润肺、清热、祛风、化湿调理，以保健康。

**1945 年二之气出生者**

注意补肾、健脾、柔肝调理，以保健康。农历 3、4、6、7、9、10、11 月应小心。

**1975 年二之气出生者**

注意补肾、健脾、养心调理，以保健康。农历 1、5、11、12 月应小心。

**2005 年二之气出生者**

注意补肾、健脾、柔肝调理，防风保暖、饮食卫生、外出安全，以保健康。农历 1、3、4、9、10、11、12 月应小心。

**时相分析**

乙卯、乙酉年二之气出生时相框架为：

```
              28
              17
              28 ∨
              115
              115
```

呈热燥之禀气。

**遇壬辰年初之气：**风热寒湿之禀气，易产生风火相煽之疾患，故应注意补肾、健脾、柔肝、润肺、泻火、熄风、化湿调理，以保健康。

**遇壬辰年二之气：**风寒湿燥热禀气，易产生金木土水火相克侮之疾患，1945、2005 年出生者应注意补肾、健脾、柔肝、润肺、泻火、熄风、化湿调理，以保健康。

**遇壬辰年三之气**：风寒湿热之禀气，易产生风火相煽，寒湿交争之疾患，故应注意补肾、健脾、柔肝、润肺、泻火、熄风、化湿调理，以保健康。

**遇壬辰年四之气**：风寒湿之禀气，易产生水火金木相克侮之疾患。

**遇壬辰年五之气**：风寒湿燥热之禀气，易产生金木土水火相克侮之疾患，1945 年、2005 年出生者应注意补肾、健脾、柔肝、润肺、泻火、熄风、化湿调理，以保健康。

**遇壬辰年终之气**：风寒湿之禀气，易产生木土水相克侮之疾患，故应注意补肾、健脾、柔肝、润肺、泻火、熄风、化湿调理，以保健康。

**1945 年三之气出生者**

注意补肾、养心、健脾、柔肝调理，以保健康。农历 1、2、5、11、12 月应小心。

**1975 年三之气出生者**

注意补肾、健脾、柔肝、养心调理、外出安全，以保健康。农历 1、3、4、5、11、12 月应小心。

**2005 年三之气出生者**

注意补肾、健脾调理，防风保暖、饮食卫生，外出安全，以保健康。农历 1、9、10、11、12 月应小心。

**时相分析**

乙卯、乙酉年三之气出生时相框架为：

$$
\begin{array}{c}
28 \\
28 \\
28 \vee \\
17 \\
115
\end{array}
$$

呈燥热之禀气。

遇壬辰年风寒湿之禀气，此时呈五行生克较均衡之状，故不易患危及生命之病。但亦应注意补肾、健脾、柔肝、润肺、清热、祛风、化湿调理，以保健康。

**1945 年四之气出生者**

易患呼吸、消化系统、腰腿等疾患，故应注意补肾、健脾、润肺调理，以保健康。农历 1、8、9、10、12 月应小心。

**1975 年四之气出生者**

易患心、肺、肾、脑、心脑血管、呼吸、消化、泌尿系统、皮肤等疾患，故应注意补肾、健脾、柔肝、润肺、养心调理，及外出安全，以保健康。农历 3、4、5、8、11 月应小心。

**2005 年四之气出生者**

注意健脾、柔肝、润肺、养心调理，防风保暖、饮食卫生、外出安全，以保健康。农历 1、3、4、5、8、12 月应小心。

**时相分析**

乙卯、乙酉年四之气出生时相框架为：

$$
\begin{array}{c}
28 \\
39 \\
28 \lor \\
126 \\
115
\end{array}
$$

呈寒湿燥热之禀气。

**遇壬辰年初之气：**风热寒湿之禀气，易产生金木土水火相克侮刑之疾患，1945、2005 年出生者应注意补肾、健脾、柔肝、润肺、清热、祛风、化湿调理，以保健康。

**遇壬辰年二之气：**风寒湿燥热禀气，易产生金木土水火相克侮刑之疾患，1975、2005 年出生者应注意补肾、健脾、柔肝、润肺、清热、祛风化湿调理，以健康。

**遇壬辰年三之气：**风寒湿热之禀气，易产生金木土水火相克侮刑之疾患，1975、2005 年出生者应注意补肾、健脾、柔肝、润肺、清热、祛风、化湿调理，以保健康。

**遇壬辰年四之气：**风寒湿之禀气，易产生金水木火土相生刑之疾患，故应注意补肾、健脾、柔肝、清心、润肺、泻火、熄风、化湿调理，以保健康。

**遇壬辰年五之气：**风寒湿燥热之禀气，易产生金木土水火相克侮刑之疾患，故应注意补肾、健脾、柔肝、润肺、清热、祛风、化湿调理，以保健康。

**遇壬辰年终之气**：风寒湿之禀气，易产生金木土水相克侮刑之疾患，故应注意补肾、健脾、柔肝、润肺、清热、祛风、化湿调理，以保健康。

**1945 年五之气出生者**

易患脑血管、呼吸、消化、泌尿、生殖系统、四肢等疾患，甚者需手术治疗，故应注意补肾、健脾、润肺调理，以健康。农历 1、6、7、8、11、12 月应小心。

**1975 年五之气出生者**

易患脑、脑血管、泌尿、生殖系统、腰等疾患，故应注意补肾、健脾调理，以保健康。农历 9、10、11 月应小心。

**2005 年五之气出生者**

注意柔肝、润肺、养心调理，防风保暖、饮食卫生、外出安全，以保健康、农历 2、5、8 月应小心。

**时相分析**

乙卯、乙酉年五之气出生时相框架为：

$$
\begin{array}{c|}
28 \\
410 \\
28\ \vee \\
28 \\
115
\end{array}
$$

呈燥热风寒之禀气。

**遇壬辰年初之气**：风热寒湿之禀气，易患金木土水火相克侮之疾患，1925、2005 年出生者应注意补肾、健脾、柔肝、润肺、清热、祛风、化湿调理，以保健康。

**遇壬辰年二之气**：风寒湿燥热禀气，易产生金水木火土相生刑之疾患。故应注意补肾、健脾、柔肝、清心、润肺、清热、祛风、化湿调理。

**遇壬辰年三之气**：风寒湿热之禀气，易产生金木水火相克侮之疾患，2005 年出生者应注意补肾、健脾、柔肝、润肺、清热、祛风、化湿调理，以保健康。

**遇壬辰年四之气**：风寒湿之禀气，易产生金木水火相克侮之疾病，1925 年出生者应注意补肾、健脾、柔肝、润肺、清热、祛风、化湿调理，以保健康。

**遇壬辰年五之气**：风寒湿燥热之禀气，易产生金木水火相克侮之疾患，故应注意补肾、健脾、柔肝、润肺、清热、祛风、化湿调理，以保健康。

**遇壬辰年终之气**：风寒湿之禀气，易产生金木土水相克侮之疾患，故应注意补肾、健脾、柔肝、润肺、清热、祛风、化湿调理，以保健康。

**1945 年终之气出生者**

注意健脾、柔肝调理，以保健康。农历2、3、4、6、7月应小心。

**1975 年终之气出生者**

注意补肾、健脾、柔肝调理，及外出安全，以保健康。农历2、6、7、9、10月应小心。

**2005 年终之气出生者**

注意补肾、健脾、养心调理，防风保暖、饮食卫生、外出安全，以保健康。农历1、5、9、10、11、12月应小心。

**时相分析**

乙卯、乙酉年终之气出生时相框架为：

$$
\begin{array}{|c}
28 \\
115 \\
28 \vee \\
39 \\
115
\end{array}
$$

呈燥热寒之禀气。

遇壬辰年以风湿寒为主之禀气，使五行生克较显均衡，故不易患病。即使病亦易好转。但亦应注意补肾、健脾、柔肝、润肺、清热、祛风、化湿调理，以保健康。

乙亥、乙巳年（1935 年、1965 年、1995 年）在 2012 年的健康时相

**1935 年初之气出生者**

易患肺部、呼吸、消化系统、腰腿等疾患，甚者易因肿瘤而需手术治疗，故应注意补肾、健脾、润肺调理，以保健康，农历1、8、9、10、12月应小心。

**1965 年初之气出生者**

易患心、心脑血管、消化、生殖系统、腰腿等疾患，甚者需手术治疗。农历 1、3、4、5、6、7、12 月应小心。

**1995 年初之气出生者**

易患呼吸、消化、生殖系统疾患，甚者易因传染性、突发性急病而危及生命，故应注意补肾、健脾、柔肝、润肺调理，及饮食卫生、外出安全，以保健康。农历 3、4、6、7、8、9、10 月应小心。

**时相分析**

乙亥、乙巳年初之气出生时相框架：

$$
\begin{array}{c}
410 \\
28 \\
28 \lor \\
410 \\
17
\end{array}
$$

呈风火燥之禀气。

**遇壬辰年初之气：**风热寒湿之禀气，易产生金木水火相克侮之疾患，1935、1965 年出生者应注意补肾、柔肝、润肺、清热、祛风、化湿调理，以保健康。

**遇壬辰年二之气：**风寒湿燥热禀气，易产生金木火相克侮之疾患，1965、1995 年出生者应注意补肾、健脾、柔肝、润肺、清热、祛风、化湿调理，以保健康。

**遇壬辰年三之气：**风寒湿热之禀气，易产生金木水火相克侮之疾患，1965、1995 年出生者更易患危及生命的疾患，故应注意补肾、健脾、柔肝、润肺、清热、祛风、化湿调理，以保健康。

**遇壬辰年四之气：**风寒湿之禀气，易产生金木土水相克侮之疾患，1965、1995 年出生者应注意补肾、健脾、柔肝、润肺、清热、祛风、化湿调理，以保健康。

**遇壬辰年五之气：**风寒湿燥热之禀气，易产生金木水火相克侮之疾患，故应注意补肾、健脾、柔肝、润肺、清热、化湿、祛风调理，以保健康。

**遇壬辰年终之气：**风寒湿之禀气，易产生金木土水相克侮之疾患，故应注意补肾、健脾、柔肝、润肺、清执、祛风、化湿调理，以保健康。

### 1935 年二之气出生者

易患心、心脑血管、消化、生殖系统疾患，甚者易因心脏病、心脑血管意外、肿瘤危及生命或需手术治疗，故应注意健脾、养心调理，以保健康。农历5、6、7 月应小心。

### 1965 年二之气出生者

注意补肾、健脾、柔肝调理，以保健康。农历 1、3、4、6、7、9、10 月应小心。

### 1995 年二之气出生者

易患心、消化系统、腿部疾患，甚者易因传染性、突发性急病、或意外危及生命，或需手术治疗，故应注意健脾、柔肝、养心调理，饮食卫生，外出安全以保健康。农历 1、3、4、5、12 月应小心。

**时相分析**

乙亥、乙巳年二之气出生时相框架为：

$$
\begin{array}{|l}
410 \\
39 \\
28\ \vee \\
115 \\
17
\end{array}
$$

呈风寒燥热之禀气。

**遇壬辰年初之气：**风热寒湿之禀气，易产生木侮金、火侮水之风火相煽疾患，使青少年者更易患病，1995 年出生者应注意补肾、健脾、柔肝、润肺、泻火、熄风、化湿调理，以保健康。

**遇壬辰年二之气：**风寒湿燥热禀气，易产生金木水火相克侮之疾患，故应注意补肾、健脾、柔肝、润肺、泻火、熄风、化湿调理，以保健康。

**遇壬辰年三之气：**风寒湿热之禀气，易产生木侮金、火侮水之疾患，甚者危及生命，故应注补肾、健脾、柔肝、润肺、泻火、熄风、化湿调理，以保健康。

**遇壬辰年四之气：**风寒湿之禀气，易产生木土水火相克侮之疾患，1935 年出生者更应注意补肾、健脾、柔肝、润肺、清热、祛风、化湿调理,以保健康。

**遇壬辰年五之气:** 风寒湿燥热之禀气,易产生金木水火相克侮之疾患,故应注意补肾、健脾、柔肝、润肺、泻火、熄风、化湿调理,以保健康。

**遇壬辰年终之气:** 风寒湿之禀气,易产生木土水火相克侮之疾患,故应注意补肾、健脾、柔肝、润肺、清热、祛风、化湿调理,以保健康。

### 1935 年三之气出生者

注意补肾、健脾、柔肝、润肺调理,以保健康。农历3、4、6、7、9、10月应小心。

### 1965 年三之气出生者

易患心脑血管、消化、生殖系统、腰等疾患,甚者易因心脑血管意外、肿瘤而危及生命,或需手术治疗,故应注意补肾、健脾、柔肝调理,以保健康。农历3、4、6、7、9、10月应小心。

### 1995 年三之气出生者

易患呼吸、消化系统、皮肤等疾患,故应注意柔肝、润肺、养心调理,饮食卫生、外出安全,以保健康。农历3、4、5、8月应小心。

**时相分析**

乙亥、乙巳三之气出生时相框架为:

$$
\begin{vmatrix}
410 \\
410 \\
28\ \vee \\
17 \\
17
\end{vmatrix}
$$

呈风火燥之禀气。

**遇壬辰年初之气:** 风热寒湿之禀气,易产生风火相煽、寒湿交争之疾患。故应注意补肾、健脾、柔肝、润肺、泻火、熄风、化湿调理,以保健康。

**遇壬辰年二之气:** 风寒湿燥热禀气,易产生金木土水火相克侮之疾患,1965、1995 年出生者应注意补肾、健脾、柔肝、润肺、泻火、熄风、化湿调理,以保健康。

**遇壬辰年三之气:** 风寒湿热之禀气,易产生木土水火相克侮之疾患,甚者危及生命。故应注意补肾、健脾、柔肝、润肺、泻火、熄风、化湿调理，以保健康。

**遇壬辰年四之气：** 风寒湿之禀气，易产生木土、水火相克侮之疾患，1965、1935 年出生者应注意补肾、健脾、柔肝、润肺、清热、祛风、化湿调理，以保健康。

**遇壬辰年五之气：** 风寒湿燥热之禀气，易产生金木土水火相克侮刑之疾患，故应注意补肾、健脾、柔肝 润肺、泻火、熄风、化湿调理，以保健康。

**遇壬辰年终之气：** 风寒湿之禀气，易产生木土水火相克侮之疾患。1935、1965 年出生者应注意补肾、健脾、柔肝、润肺、清热、祛风、化湿调理，以保健康。

**1935 年四之气出生者**

注意补肾、柔肝、润肺调理，以保健康。农历 2、8、9、10 月应小心。

**1965 年四之气出生者**

注意健脾、养心调理，以保健康。农历 1、5、6、7、12 月应小心。

**1995 年四之气出生者**

注意补肾、柔肝、养心调理、饮食卫生、外出安全，以保健康。农历 3、4、5、9、10、11 月应小心。

**时相分析**

乙亥、乙巳四之气出生时相框架为：

$$
\begin{array}{c}
410 \\
115 \\
28\ \text{V} \\
126 \\
17
\end{array}
$$

呈风湿燥热之禀气。

遇壬辰年以风寒湿为主之禀气，易产生木侮金、寒热错杂之疾患。故应注意补肾、健脾、柔肝、润肺、清热、祛风、化湿调理。

**1935 年五之气出生者**

易患心肺、心脑血管、呼吸、消化系统、皮肤等疾患，甚者易因心肺病、心脑血管意外、肿瘤而危及生命，或需手术治疗，故应注意柔肝、润肺、养心调理，以保健康。农历 2、5、8 月应小心。

### 1965 年五之气出生者

注意补肾、健脾、润肺调理，及外出安全，以保健康。农历 6、7、8、9、10 月应小心。

### 1995 年五之气出生者

易患呼吸、消化、泌尿、生殖系统、脑、腿等疾患，甚者危及生命或需手术治疗，故应注意补肾、健脾、润肺调理，饮食卫生、外出安全，以保健康。农历 1、8、11、12 月应小心。

### 时相分析

乙亥、乙巳五之气出生时相框架：

$$
\begin{array}{c|c}
& 410 \\
& 126 \\
& 28\ \vee \\
& 28 \\
& 17
\end{array}
$$

呈风湿燥热之禀气。

**遇壬辰年初之气：** 风热寒湿之禀气，易产生水火金木相克侮之疾患，甚者危及生命。1935、1995 年出生者应注意补肾、健脾、柔肝、润肺、清热、祛风、化湿调理，以保健康。

**遇壬辰年二之气：** 风寒湿燥热禀气，易产生金木水火相克侮之疾患，甚者危及生命，1935 年出生者应注意补肾、健脾、柔肝、润肺、泻火、熄风、化湿调理，以保健康。

**遇壬辰年三之气：** 风寒湿热之禀气，易产生水木火土金相生刑之疾患。故应注意补肾、健脾、柔肝、清心、润肺、泻火、熄风、化湿调理。

**遇壬辰年四之气：** 风寒湿之禀气，易产生水木火土金相生刑之疾患。故应注意补肾、健脾、柔肝、清心、润肺、泻火、熄风、化湿调理，以保健康。

**遇壬辰年五之气：** 风寒湿燥热之禀气，易产生金木火水相克侮之疾患，甚者危及生命，1935、1995 年出生者应注意补肾、健脾、柔肝、润肺、清热、祛风、化湿调理，以保健康。

遇壬辰年终之气：风寒湿之禀气，易产生金木土水相克侮之疾患，1965、1995年出生者应注意补肾、健脾、柔肝、润肺、清热、祛风、化湿调理，以保健康。

**1935年终之气出生者**

注意健脾、柔肝、养心调理，及外出安全，以保健康。农历1、2、5、12月应小心。

**1965年终之气出生者**

易患心肺、呼吸、消化、生殖系统等疾患，甚者易因心脏病、肿瘤危及生命或需手术治疗，故应注意补肾、健脾、润肺、养心调理，及外出安全，以保健康。农历5、6、7、8、9、10月应小心。

**1995年终之气出生者**

易患呼吸消化、生殖系统、腿等疾患，甚者危及生命或需手术治疗，故应注意健脾、柔肝、润肺、养心调理，以保健康。农历3、4、5、6、7、8月应小心。

**时相分析**

乙亥、乙巳年终之气出生之时相框架为：

| 410 |
| --- |
| 17 |
| 28 V |
| 39 |
| 17 |

呈风热燥寒之禀气。

**遇壬辰年初之气**：风寒湿热之禀气，易产生金水木火土相生刑之疾患。故应注意补肾、健脾、柔肝、清心、润肺、泻火、熄风、化湿调理，以保健康。

**遇壬辰年二之气**：风寒湿燥热禀气，易产生风热寒湿之禀气，易产生金木水火相克侮之疾患，1995年出生者应注意补肾、健脾、柔肝、润肺、泻火、熄风、化湿调理，以保健康。

**遇壬辰年三之气**：风寒湿热之禀气，易产生木土水火相克侮之疾患，甚者危及生命。故应注意补肾、健脾、柔肝、润肺、泻火、熄风、化湿调理，以保健康。

遇壬辰年四之气：风寒湿之禀气，易产生木土水火相克侮之疾患，1965、1995 年出生者应注意补肾、健脾、柔肝、润肺、清热、祛风、化湿调理，以保健康。

遇壬辰年五之气：风寒湿燥热之禀气，易产生金木水火相克侮之疾患，1965、1995 年出生者应注意补肾、健脾、柔肝、润肺、泻火、熄风、化湿调理，以保健康。

遇壬辰年终之气：风寒湿之禀气，易产生木土水火相克侮之疾患。1965 年出生者更应注意补肾、健脾、柔肝、润肺、清热、祛风、化湿调理，以保健康。

丙子、丙午年（1936 年、1966 年、1996 年）在 2012 年的健康时相

### 1936 年初之气出生者

注意补肾、健脾、养心调理，以保健康。农历 1、5、6、7、9、10、12 月应小心。

### 1966 年初之气出生者

注意健脾、柔肝、养心调理，以保健康。农历 1、3、4、5、12 月应小心。

### 1996 年初之气出生者

易患消化、泌尿、生殖系统、腰腿等疾患，故应注意补肾、健脾、柔肝、养心调理，饮食卫生、外出安全，以保健康。农历 1、2、9、10、11、12 月应小心。

丙子、丙午年初之气出生之时相框架为：

| |
|---|
| 115 |
| 39 |
| 39 ∧ |
| 410 V 28 |

呈火燥风寒之禀气。

遇壬辰年初之气：风热寒湿之禀气，易产生水木火金生克刑之疾患，故应注意补肾、健脾、柔肝、润肺、清热、祛风、化湿调理，以保健康。

遇壬辰年二之气：风寒湿燥热禀气，易产生水火金木相克侮之疾患。故应注意补肾、健脾、柔肝、润肺、清热、祛风、调理，以保健康。

遇壬辰年三之气：风寒湿热之禀气，易产生水木火相生克刑之疾患，甚者危及生命，故应注意补肾、健脾、柔肝、润肺、清热、祛风调理，以保健康。

遇壬辰年四之气：风寒湿之禀气，易产生水木火土金相生克刑之疾患。

遇壬辰年五之气：风寒湿燥热之禀气，易产生金木水火相克侮之疾患，故应注意补肾、健脾、柔肝、润肺、清热、祛风调理，以保健康。

遇壬辰年终之气：风寒湿之禀气，易产生木土水火相克侮之疾患，故应注意补肾、健脾、柔肝、润肺、清热、祛风、化湿调理，以保健康。

### 1936年二之气出生者

注意补肾、健脾、柔肝、润肺调理，以保健康。农历2、6、7、8、11月应小心。

### 1966年二之气出生者

易患心、心脑血管、消化、生殖系统、腰腿等疾患。故应注意补肾、健脾、养心调理，以保健康。农历1、5、9、10、12月应小心。

### 1996年二之气出生者

易患脑、消化、泌尿、生殖系统等疾患，故应注意补肾、健脾调理，以及饮食卫生，外出安全，以保健康。农历6、7、9、10、11月应小心。注意与同学嬉闹、游玩、游泳安全。

### 时相分析

丙子、丙午年二之气出生时相框架为：

$$
\begin{array}{c}
115 \\
410 \\
39 \wedge \\
115 \\
28
\end{array}
$$

呈风火燥寒之禀气。

遇壬辰年初之气：风热寒湿之禀气，易产生风火相煽、寒湿交争之疾患。

故应注意补肾、健脾、柔肝、润肺、泻火、熄风、化湿调理，以保健康。

**遇壬辰年二之气：**风寒湿燥热禀气，易产生火金木土水相克侮之疾患。故应注意补肾、健脾、柔肝、泻火、熄风、化湿调理，以保健康。

**遇壬辰年三之气：**风寒湿热之禀气，易产生金木土水火相生相克刑之疾患，故应注意补肾、健脾、柔肝、润肺、泻火、熄风、化湿调理，以保健康。

**遇壬辰年四之气：**风寒湿之禀气，易产生金木土水火相克侮之疾患。故应注意补肾、健脾、柔肝、润肺、祛风、化湿调理，以保健康。

**遇壬辰年五之气：**风寒湿燥热之禀气，易产生金木土水火相克侮之疾患。故应注意补肾、健脾、柔肝、润肺、泻火、熄风、化湿调理，以保健康。

**遇壬辰年终之气：**风寒湿之禀气，易产生木土水火相克侮之疾患，故应注意补肾、健脾、柔肝、润肺、清热、祛风、化湿调理，以保健康。

**1936 年三之气出生者**

易患心脑、心脑血管、消化、泌尿、生殖系统等疾患，甚者危及生命或需手术治疗，故应注意补肾、健脾、柔肝、养心调理，以保延年。农历 2、5、6、7、11 月应小心上。

**1966 年三之气出生者**

易患心，心脑血管、呼吸、消化系统、腰等疾患，甚者易因心脏病、心脑血管意外、癌症而危及生命或需手术治疗，更甚者不治，故应注意柔肝、润肺、养心、补肾调理，以保健康。

**1996 年三之气出生者**

易患消化、泌尿、生殖系统等疾患。故应注意补肾、健脾、柔肝调理，饮食卫生、外出安全，以保健康。农历 2、5、6、7、11 月应小心。

**时相分析**

丙子、丙午年三之气出生时相框架为：

```
            115
            115
            39 ∧
             17
             28
```

呈火燥寒之禀气。

**遇壬辰年初之气：**风热寒湿之禀气，易产生水木火相生克刑之疾患，故应注意补肾、健脾、柔肝、润肺、泻火、熄风、化湿调理，以保健康。

**遇壬辰年二之气：**风寒湿燥热禀气，易产生金水木火土相生刑之疾患。故应注意补肾、健脾、柔肝、清心、润肺、泻火、熄风、化湿调理，以保健康。

**遇壬辰年三之气：**风寒湿热之禀气，易产生水火木相生克刑之疾患，甚者危及生命。故应注意补肾、健脾、柔肝、润肺、泻火、熄风、化湿调理，以保健康。

**遇壬辰年四之气：**风寒湿之禀气，易产生木土水火相克侮之疾患，1936、1996年出生者应注意补肾、健脾、柔肝、润肺、泻火、熄风、化湿调理，以保健康。

**遇壬辰年五之气：**风寒湿燥热之禀气，易产生金木水火土相生克刑之疾患。故应注意补肾、健脾、柔肝、清心、润肺、泻火、熄风、化湿调理，以保健康。

**遇壬辰年终之气：**风寒湿之禀气，易产生木土水火相克侮之疾患。故应注意补肾、健脾、柔肝、润肺、泻火、熄风、化湿调理，以保健康。

**1936年四之气出生者**

注意补肾、柔肝调理，以保健康。农历2、3、4、11月应小心。

**1966年四之气出生者**

易患心、心脑血管、消化、生殖系统疾患，甚者易因心脏病、心脑血管、癌症而危及生命，或需手术治疗，故应注意健脾、柔肝调理，以保健康。农历2、3、4、5、6、7月应小心。

**1996年四之气出生者**

易患消化、泌尿、生殖系统等疾病，故应注意补肾、柔肝调理，以保健康，农历2、3、4、11月应小心。

**时相分析**

丙子、丙午四之气时相框架为：

$$
\begin{array}{c}
115 \\
126 \\
39 \wedge \\
126 \\
28
\end{array}
$$

呈寒湿燥热之禀气。

**遇壬辰年初之气：**风热寒湿之禀气，易产生金木土水火相克侮之疾患。故应注意补肾、健脾、柔肝、润肺、清热、祛风、化湿调理，以保健康。

**遇壬辰年二之气：**风寒湿燥热禀气，易产生金木土水火相克侮之疾患。故应注意补肾、健脾、柔肝、润肺、泻火、熄风、化湿调理，以保健康。

**遇壬辰年三之气：**风寒湿热之禀气，易产生木土水火相克侮之疾患，甚者危及生命。故应注意补肾、健脾、柔肝、润肺、泻火、熄风、化湿调理，以保健康。

**遇壬辰年四之气：**风寒湿之禀气，易产生木土水相克侮之疾患，1966年出生者应注意补肾、健脾、柔肝、润肺、清热、祛风、化湿调理，以保健康。

**遇壬辰年五之气：**风寒湿燥热之禀气，易产生金水木火土金相生刑之疾患。故应注意补肾、健脾、柔肝、清心、润肺、泻火、祛风、化湿调理，以保健康。

**遇壬辰年终之气：**风寒湿之禀气，易产生木土水相克侮之疾患，1936、1996年出生者应注意补肾、健脾、柔肝、润肺、清热、祛风、化湿调理，以保健康。

**1936年五之气出生者**

易患肺、脑、心脑血管、呼吸、消化、泌尿、生殖系统等疾患，甚者因心脑血管意外、癌症而危及生命或需手术治疗，更甚者不治，故应注意补肾、柔肝、润肺调理，以保延年。农历3、4、8、11月应小心。

**1966年五之气出生者**

注意健脾、柔肝、养心调理，以保健康。农历1、3、4、5、6、7、12月应小心。

**1996年五之气出生者**

易患心、肺、呼吸、消化系统、皮肤等疾患，甚者易因心脏病、急性疾病而危及生命，或需手术治疗，甚者不治。故应注意柔肝、润肺、养心调理，以保健康。农历2、5、8月应小心。

**时相分析**

丙子、丙午五之气出生时相框架为：

115

17

39 ∧

28

28

呈燥热寒之禀气。

**遇壬辰年初之气：** 风热寒湿之禀气，易产生金木水火相克侮之疾患，1966、1996 年出生者应注意补肾、健脾、润肺、泻火、熄风调理，以保健康。

**遇壬辰年二之气：** 风寒湿燥热禀气，易产生金木水火相克侮之疾患，故应注意补肾、健脾、柔肝、润肺、泻火、熄风调理，以保健康。

**遇壬辰年三之气：** 风寒湿热之禀气，易产生金木水火相克侮之疾患，甚者危及生命，故应注意补肾、健脾、柔肝、润肺、泻火、熄风调理，以保健康。

**遇壬辰年四之气：** 风寒湿之禀气，易产生金木水火相克侮之疾患，故应注意补肾、健脾、柔肝、润肺、泻火、熄风调理，以保健康。

**遇壬辰年五之气：** 风寒湿燥热之禀气，易产生水木火土金相生刑之疾患，故应注意补肾、健脾、柔肝、清心、润肺、泻火、熄风、化湿调理，以保健康。

**遇壬辰年终之气：** 风寒湿之禀气，易产生水木火土金相生刑之疾患，故应注意补肾、健脾、柔肝、清心、润肺、泻火、熄风、化湿调理。

**1936 年终之气出生者**

注意柔肝、润肺调理，以保延年，农历 2、3、4、8 月应小心。

**1966 年终之气出生者**

易患心、心脑血管、消化、生殖系统等疾患，甚者易因心脏病、心脑血管意外、肿瘤而危及生命或需手术治疗，更甚者不治，故应注意健脾、柔肝、养心调理，以保健康。农历 1、3、4、5、6、7、12 月应小心。

**1996 年终之气出生者**

易患肺、脑、呼吸、消化、生殖、泌尿系统等疾患，甚者易因急性疾病而危及生命，或因肿瘤需手术治疗，故应注意补肾、润肺调理，以保健康。农历 8、9、10、11 月应小心。

**时相分析**

丙子、丙午年终之气出生时相框架为：

$$
\begin{array}{|c|}
115 \\
28 \\
39 \wedge \\
39 \\
28
\end{array}
$$

呈寒燥热之禀气。

**遇壬辰年初之气**：风热寒湿之禀气，易产生金木水火相克侮之疾患，甚者危及生命，1936、1966 年出生者更应注意补肾、健脾、柔肝、润肺、清热、祛风调理，以保健康。

**遇壬辰年二之气**：风寒湿燥热禀气，易产生金木水火相克侮之疾患，1936、1966 年出生者更应注意补肾、健脾、柔肝、润肺、清热、祛风调理，以保健康。

**遇壬辰年三之气**：风寒湿热之禀气，易产生金木土水火相克侮之疾患，甚者危及生命，1936、1966 年出生者应注意补肾、健脾、柔肝、润肺、清热、祛风调理，以保健康。

**遇壬辰年四之气**：风寒湿之禀气，易产生金木土水相克侮之疾患，1966 年出生者应注意补肾、健脾、柔肝、润肺、祛风、化湿调理，以保健康。

**遇壬辰年五之气**：风寒湿燥热之禀气，易产生金木土水火相克侮之疾患，故应注意补肾、健脾、柔肝、润肺、清热、祛风调理，以保健康。

**遇壬辰年终之气**：风寒湿之禀气，易产生金木土水相克侮之疾患。故应注意补肾、健脾、柔肝、润肺、祛风、化湿调理，以保健康。

丙寅、丙申年（1926 年、1956 年、1986 年）在 2012 年的健康时相

**1926 年初之气出生者**

易患心肺、心脑血管、呼吸、消化系统等疾患，甚者易因心肺病、心脑血管意外、肿瘤而危及生命，或需手术治疗，故应注意健脾、柔肝、润肺调理，以保延年，农历 2、6、7、8 月应小心。

**1956年初之气出生者**

易患心脑血管、呼吸、消化系统疾患，甚者易因心脑血管意外、肿瘤危及生命或需手术治疗。故应注意柔肝、润肺调理，以保健康。农历3、4、8月应小心。

**1986年初之气出生者**

易患脑、呼吸、消化、泌尿、生殖系统等疾患，甚者易因肿瘤而需手术治疗，故应注意补肾、健脾、润肺调理，以保健康。农历6、7、8、11月应小心。

**时相分析**

丙寅、丙申年初之气出生时相框架为：

$$\begin{array}{l} 17 \\ 115 \\ 39 \wedge \\ 410 \\ 410 \end{array}$$

呈风热寒之禀气。

**遇壬辰年初之气：** 风热寒湿之禀气，易产生水木火相生刑克之疾患。1926年出生者应注意补肾、健脾、柔肝、泻火、熄风调理，以保健康。

**遇壬辰年二之气：** 风寒湿燥热禀气，易产生水木火相生克刑之疾患，故应注意补肾、健脾、柔肝、润肺、泻火、熄风调理，以保健康。

**遇壬辰年三之气：** 风寒湿热之禀气，易产生水木火相生克刑之疾患，甚者危及生命。1956年出生者，更应注意补肾、健脾、柔肝、润肺、泻火、熄风调理，以保健康。

**遇壬辰年四之气：** 风寒湿之禀气，易产生木土水相生克刑侮之疾病，1926、1986年出生者更应注意补肾、健脾、柔肝、清热、祛风、化湿调理，以保健康。

**遇壬辰年五之气：** 风寒湿燥热之禀气，易产生木水火相生克刑之疾患，故应注意补肾、健脾、柔肝、润肺、清热、祛风调理，以保健康。

**遇壬辰年终之气：** 风寒湿之禀气，易产生木火水土相生克刑侮之疾患，故应注意补肾、健脾、柔肝、清热、祛风、化湿调理，以保健康。

**1926年二之气出生者**

注意健脾、柔肝、润肺调理，以保延年，农历2、6、7、8月应小心。注意外出安全。

**1956 年二之气出生者**

注意健脾、柔肝调理，以保健康，农历1、3、4、12 月应小心。

**1986 年二之气出生者**

注意健脾、柔肝、润肺调理，作息有度，以保健康，农历3、4、5、6、7、8 月应小心。

丙寅、丙申年二之气出生时相框架为：

$$
\begin{array}{c}
17 \\
126 \\
39 \wedge \\
115 \\
410
\end{array}
$$

呈风热寒湿之禀气。

遇壬辰年风寒湿为主的禀气，易产生风火相煽、寒湿交争之疾患，应注意补肾、健脾、柔肝、润肺、清热、祛风、化湿调理，以保健康。

**1926 年三之气出生者**

注意补肾、健脾、养心调理，以保延年，农历1、5、9、10、11、12 月应小心。

**1956 年三之气出生者**

注意补肾、健脾、养心调理，以保健康。农历1、5、11、12 月应小心。

**1986 年三之气出生者**

注意补肾、柔肝、润肺调理，以保健康。农历3、4、8、9、10、11 月应小心。

**时相分析**

丙寅、丙申三之气出生时相框架为：

$$
\begin{array}{c}
17 \\
17 \\
39 \wedge \\
17 \\
28
\end{array}
$$

呈火燥寒之禀气。

遇壬辰年风寒湿为主之禀气，易产生风火相煽，寒湿交争之疾患，故应注意补肾、健脾清热、柔肝调理，以保健康。

### 1926 年四之气出生者

易患心肺、心脑血管、消化、呼吸、生殖系统、腰腿等疾患，甚者易中风瘫痪，或因肿瘤需手术治疗，故应注意补肾、健脾、养心调理，以保延年，农历2、3、4、6、7、8月应小心。

### 1956 年四之气出生者

注意补肾、健脾、养心、润肺调理，以保健康。农历5、6、7、9、10、11月应小心。注意饮食、饮酒适度。

### 1986 年四之气出生者

注意补肾、健脾、柔肝、润肺调理，以保健康。农历2、6、7、8、9、10月应小心。

### 时相分析

丙寅、丙申年四之气出生时相框架为：

$$
\left|
\begin{array}{c}
17 \\
28 \\
39 \wedge \\
126 \\
410
\end{array}
\right|
$$

呈风寒湿燥热之禀气。

遇壬辰年风寒湿为主之禀气，易产生金木土水相克侮刑之疾患，尤其是1926年出生者更应小心，故应注意补肾、健脾、柔肝、润肺、清热、祛风、化湿调理，以保健康。

### 1926 年五之气出生者

易患心、心脑血管、消化系统、腰等疾患，故应注意补肾、健脾、养心调理，以保延年。农历5、6、7、9、10月应小心。

### 1956 年五之气出生者

易患心脑、心脑血管、消化、泌尿、生殖系统、腰腿等疾患，故应注意补肾、健脾、柔肝调理，以保健康。农历1、2、11、12月应小心。

**1986 年五之气出生者**

易患心脑、心脑血管、消化、泌尿、生殖系统、腰等疾患，甚者需手术治疗，故应注意补肾、柔肝、养心调理，以保健康。农历3、4、5、9、10、11月应小心。

**时相分析**

丙寅、丙申年五之气出生时相框架为：

<pre>
            17
            39
            39 ∧
            28
            410
</pre>

呈寒燥风热之禀气。

**遇壬辰年初之气：**风热寒湿之禀气，易产生金水火相生克刑之疾患。故应补肾、健脾、柔肝、润肺、泻火、熄风调理，以保健康。

**遇壬辰年二之气：**风寒湿燥热禀气，易产生金木土水火相克侮之疾患。故应注意补肾、健脾、柔肝、润肺、清热、祛风调理，以保健康。

**遇壬辰年三之气：**风寒湿热之禀气，易产生水木火相生克刑之疾患，甚者危及生命。1926、1986年出生者应注意补肾、健脾、柔肝、润肺、泻火、熄风调理，以保健康。

**遇壬辰年四之气：**风寒湿之禀气，易产生木土水相克侮之疾患。1926年出生者应注意补肾、健脾、柔肝、润肺、清热、祛风、化湿调理，以保健康。

**遇壬辰年五之气：**风寒湿燥热之禀气，易产生金木土水火相克侮之疾患，1926、1986年出生者应注意补肾、健脾、柔肝、润肺、清热、祛风调理，以保健康。

**遇壬辰年终之气：**风寒湿之禀气，易产生木土水相克侮之疾患。故应注意补肾、健脾、柔肝、润肺、清热、祛风、化湿调理，以保健康。

**1926 年终之气出生者**

易患心脑、心脑血管、消化、泌尿、生殖系统、腰等疾患，甚者易因心脏病，心脑血管意外，肿瘤危及生命，或需手术治疗。故应注意补肾、健脾、养心调理，以保延年。农历5、6、7、9、10、11月应小心。

**1956 年终之气出生者**

注意补肾、健脾调理，以保延年。农历 1、9、10、11、12 月应小心。

**1986 年终之气出生者**

注意柔肝、润肺调理，以保健康。农历 2、3、4 月应小心。

**时相分析**

丙寅、丙申年终之气出生时相框架为：

$$
\begin{array}{c}
17 \\
410 \\
39 \wedge \\
39 \\
410
\end{array}
$$

呈风寒热之禀气。

**遇壬辰年初之气**：风热寒湿之禀气，易产生木火水相生克刑之疾患，故应注意补肾、柔肝、泻火、熄风调理，以保健康。

**遇壬辰年二之气**：风寒湿燥热禀气，易产生金木水火土相克刑侮之疾患。故应注意补肾、健脾、柔肝、泻火、熄风、化湿调理，以保健康。

**遇壬辰年三之气**：风寒湿热之禀气，易产生木水火相生克刑之疾患，尤其是 1926 年出生者，更应注意补肾、健脾、柔肝、泻火、熄风调理，以保健康。

**遇壬辰年四之气**：风寒湿之禀气，易产生木土水相克侮刑之疾患。1926 年出生者应注意补肾、健脾、柔肝、清热、祛风、化湿调理，以保健康。

**遇壬辰年五之气**：风寒湿燥热之禀气，易产生木水火相生克刑之疾患，1926、1956 年出生者应注意补肾、健脾、柔肝、润肺、清热、祛风调理，以保健康。

**遇壬辰年终之气**：风寒湿之禀气，易产生木土水相生克刑之疾患。故应注意补肾、健脾、柔肝、清热、祛风、化湿调理，以保健康。

丙辰、丙戌年（1946 年、1976 年、2006 年）在 2012 年的健康时相

**1946 年初之气出生者**

注意补肾、健脾、润肺、养心调理，以保健康。农历 5、6、7、8、9、10 月

应小心。

### 1976 年初之气出生者

易患心脑、心脑血管、泌尿、生殖系统等疾患。甚者危及生命或需手术治疗。故应注意补肾、养心调理，以保健康。农历 5、11 月应小心。

### 2006 年初之气出生者

易患消化、泌尿、生殖系统疾患，或易因流感或突发性疾病危及生命。故应注意补肾、健脾、柔肝、养心调理，以保健康。农历 1、2、5、11 月应小心。

### 时相分析

丙辰、丙戌年初之气出生时相框架为：

$$
\begin{array}{l}
39 \\
17 \\
39 \ \wedge \\
410 \\
126
\end{array}
$$

呈风寒湿热之禀气。

**遇壬辰年初之气：**风热寒湿之禀气，易产生水木火土相生克刑之疾患。2006 年出生者应注意补肾、柔肝、泻火、熄风、化湿调理，以保健康。

**遇壬辰年二之气：**风寒湿燥热禀气，易产生金木水火土相生克侮刑之疾患。2006 年出生者应注意补肾、柔肝、润肺、清热、祛风、化湿调理，以保健康。

**遇壬辰年三之气：**风寒湿热之禀气，易产生水木土火相克刑之疾患，甚者危及生命。故应注意补肾、柔肝、润肺、泻火、熄风、化湿调理，以保健康。

**遇壬辰年四之气：**风寒湿之禀气，易产生水木火土相生刑之疾患。故应注意补肾、健脾、柔肝、清热、祛风、化湿调理，以保健康。

**遇壬辰年五之气：**风寒湿燥热之禀气，易产生水木火土金相生刑之疾患。故应注意补肾、健脾、柔肝、清心、润肺、清热、祛风、化湿调理，以保健康。

**遇壬辰年终之气：**风寒湿之禀气，易产生风寒湿相生克刑侮之疾患。故应注意补肾、健脾、柔肝、清热、祛风、化湿调理，以保健康。

### 1946 年二之气出生者

注意补肾、健脾、柔肝调理，以保健康。农历 1、3、4、6、7、9、10、12

月应小心。

### 1976 二之气出生者

易患脑、呼吸、消化、泌尿、生殖系统、腰腿等疾疾患。甚者危及生命，或需手术治疗。故应注意补肾、健脾、润肺调理，以保健康。农历1、8、9、10、11、12月应小心。

### 2006 二之气出生者

注意补肾、健脾、养心调理，及防风保暖、饮食卫生，外出安全，以保健康。农历5、6、7、11月应小心。

### 时相分析

丙辰、丙戌年二之气出生时相框架为：

$$39$$
$$28$$
$$39 \wedge$$
$$115$$
$$126$$

呈风寒湿燥热之禀气。

**遇壬辰年初之气：** 风热寒湿之禀气，易产生金水木火土相生克刑侮之疾患。1946、1976年出生者应注意补肾、健脾、柔肝、润肺、清热、祛风、化湿调理，以保健康。

**遇壬辰年二之气：** 风寒湿燥热禀气，易产生金木土水火相克侮之疾患。故应注意补肾、健脾、柔肝、清心、润肺、祛风、化湿调理，以保健康。

**遇壬辰年三之气：** 风寒湿热之禀气，易产生金木水土相生克刑侮之疾患。甚者危及生命。故应注意补肾、健脾、柔肝、润肺、清热、祛风、化湿调理，以保健康。

**遇壬辰年四之气：** 风寒湿之禀气，易产生木土水相生克刑侮之疾患。故应注意补肾、健脾、柔肝、润肺、清热、祛风、化湿调理，以保健康。

**遇壬辰年五之气：** 风寒湿燥热之禀气，易产生金木水火土相生克刑侮之疾患。1976年出生者应注意补肾、健脾、柔肝、润肺、清热、祛风、化湿调理，以保健康。

**遇壬辰年终之气：** 风寒湿之禀气，易产生木土水相生克刑侮之疾患。故应注意补肾、健脾、润肺、清热、祛风、化湿调理，以保健康。

**1946 年三之气出生者**

易患心、心脑血管、消化系统、四肢等疾患，甚者因心脏病、心脑血管意外、肿瘤危及生命或需手术治疗，或致瘫、残。故应注意补肾、健脾、柔肝调理，以保健康。农历 1、2、12 月应小心。

**1976 年三之气出生者**

注意柔肝、润肺、养心调理，以保健康。农历 3、4、5、8 月应小心。

**2006 年三之气出生者**

易患脑、泌尿、生殖、消化系统、腰腿等疾患，甚者易因突发性疾患危及生命，故应注意补肾、健脾调理，防风保暖。饮食卫生、外出安全，以保健康。农历 1、9、10、11 月应小心。

**时相分析：**

丙辰、丙戌年三之气出生时相框架为：

| |
|:---:|
| 39 |
| 39 |
| 39 ∧ |
| 17 |
| 126 |

呈寒湿热之禀气。

**遇壬辰年初之气：**风热寒湿之禀气，易产生水木火土相生克刑侮之疾患。故应注意补肾、健脾、柔肝、清热、祛风、化湿调理，以保健康。

**遇壬辰年二之气：**风寒湿燥热禀气，易产生金木水火土相生克刑侮之疾患，1946 年出生者应注意补肾、健脾、柔肝、润肺、清热、祛风、化湿调理，以保健康。

**遇壬辰年三之气：**风寒湿热之禀气，易产生水木火土相生刑之疾患，故应注意补肾、健脾、柔肝、清心、祛风、化湿调理，以保健康。

**遇壬辰年四之气：**风寒湿之禀气，易产生水木火土相生刑之疾患。故应注意补肾、健脾、柔肝、清热、祛风、化湿调理，以保健康。

**遇壬辰年五之气：**风寒湿燥热之禀气，易产生金木水火土相生克刑侮之疾患。2006年出生者应注意补肾、健脾、柔肝、润肺、清热、祛风、化湿调理，以保健康。

遇壬辰年终之气：风寒湿之禀气，易产生木水土相克侮刑之疾患。故应注意补肾、健脾、柔肝、清热、祛风、化湿调理，以保健康。

**1946年四之气出生者**

注意健脾、柔肝、养心调理，以保延年，农历1、3、4、5、12月应小心。

**1976年四之气出生者**：注意柔肝、养心调理，以保健康。农历1、2、3、4、5、12月应小心。

**2006年四之气出生者**

注意健脾、柔肝、润肺、养心调理、饮食卫生、外出安全，以保健康。农历3、4、5、6、7、8月应小心。

**时相分析**

丙辰、丙戌年四之气出生时相框架为：

$$
\begin{array}{|c|}
39 \\
410 \\
39 \wedge \\
126 \\
126 \\
\end{array}
$$

呈风寒湿之禀气。

遇壬辰年风寒湿为主之禀气，易产生木土水相生克刑侮之疾患。故应注意补肾、健脾、柔肝、祛风、化湿调理，以保健康。

**1946年五之气出生者**

易患心、心脑血管、消化、生殖系统疾患，甚者危及生命，需手术治疗，或中风瘫痪。农历2、5、6、7月应小心。

**1976年五之气出生者**

易患心、肺、心脑血管、呼吸、消化系统等疾患，甚者危及生命，或需手术治疗，或瘫痪，农历3、4、5、8月应小心。

**2006年五之气出生者**

易患感冒、高烧，甚者危及生命，故应注意保暖，饮食卫生，以保健康，农历5、11月应小心。

**时相分析**

丙辰、丙戌年五之气出生时相框架为：

$$
\begin{array}{c}
39 \\
115 \\
39 \wedge \\
28 \\
126
\end{array}
$$

呈寒湿燥热之禀气。

**遇壬辰年初之气**：风热寒湿之禀气，易产生金木水火土相生克刑之疾患，1946年出生者应注意补肾、健脾、柔肝、润肺、清热、祛风、化湿调理，以保健康。

**遇壬辰年二之气**：风寒湿燥热禀气，易产生水土火金相生克刑之疾患，1946、1976年出生者应注意补肾、健脾、柔肝、润肺、清热、祛风、化湿调理，以保健康。

**遇壬辰年三之气**：风寒湿热之禀气，易产生水木火土相生克刑之疾患，甚者危及生命。

**遇壬辰年四之气**：风寒湿之禀气，易产生水木土相克侮刑之疾患，1946年出生者应注意补肾、健脾、柔肝、润肺、祛风、化湿调理，以保健康。

**遇壬辰年五之气**：风寒湿燥热之禀气，易产生金木水土火相克侮刑之疾患，1976年出生者应注意补肾、健脾、柔肝、润肺、清热、祛风、化湿调理，以保健康。

**遇壬辰年终之气**：风寒湿之禀气，易产生木水土相克侮刑之疾患。故应注意补肾、健脾、柔肝、润肺、祛风、化湿调理，以保健康。

**1946年终之气出生者**

易患心、心脑血管、消化系统、生殖系统、关节等疾患，甚者危及生命，或需手术治疗，或瘫痪，故应注意健脾、柔肝调理，以保延年。农历1、2、12月应小心。

**1976年终之气出生者**

注意补肾、健脾、柔肝调理，以保健康。农历2、3、4、9、10月应小心。

**2006 年终之气出生者**

注意健脾、柔肝、养心调理，及保暖、饮食卫生、外出安全，以保健康。农历 1、2、5、12 月应小心。

**时相分析**

丙辰、丙戌年终之气出生时相框架为：

$$
\begin{array}{|c}
39 \\
126 \\
39 \wedge \\
39 \\
126
\end{array}
$$

呈寒湿之禀气。

遇壬辰年风寒湿为主之禀气，易产生水木土相生克刑之疾患，尤其是 1946 年出生者，更应小心，故应注意补肾、柔肝、健脾、祛风、化湿调理，及防风、湿、保暖，以保健康。

## 丁丑、丁未年（1937 年、1967 年、1997 年）在 2012 年的健康时相

**1937 年初之气出生者**

易患心、肺、心脑血管、呼吸、消化系统等疾患，甚者危及生命或需手术治疗，或瘫痪，更甚者不治，故应注意健脾、柔肝、润肺、养心调理，以保延年。农历 1、2、5、8、12 月应小心。

**1967 年初之气出生者**

易患心、肺、心脑血管、呼吸、消化系统、腰等疾患。甚者危及生命或需手术治疗。故应注意补肾、柔肝、润肺调理，以保健康。农历 2、8、9、10 月应小心。

**1997 年初之气出生者**

易患心、脑、消化、生殖、泌尿系统等疾患，甚者危及生命，或需手术治疗，更甚者易因流行性疾病、或突发急病而不治。故应注意补肾、柔肝、养心调理，以保健康。农历 3、4、5、11 月应小心。

**时相分析**

丁丑、丁未年初之气时相框架为：

```
126
410
410 ∨
410
39
```

呈风寒湿之禀气。

遇壬辰年风寒湿为主之禀气，易产生木水土相生克刑之疾患，甚者危及生命，故在主气为厥阴风木的初之气、客气为太阳寒水的三之气，主气为太阴湿土，客气为厥阴风木的四之气，主气为太阳寒水、客气为太阴湿土的终之气，更易产生木水土相生克刑之疾患，更易危及及生命。故应注意补肾、健脾、柔肝、祛风、化湿调理，防风、防湿、保暖，以保健康。

### 1937 年二之气出生者

易患脑、脑血管、消化、泌尿、生殖系统、腰等疾患，甚者易因中风、肿瘤危及生命，或需手术治疗，或瘫痪，故应注意补肾、健脾调理，以保延年。农历 6、7、9、10、11 月应小心。

### 1967 年二之气出生者

易患心、心脑血管、消化、生殖系统、关节等疾患，故应注意健脾、柔肝、养心调理，以保健康。农历 1、2、3、4、5 月应小心。

### 1997 年二之气出生者

易患脑、消化泌尿、生殖系统等疾患，甚者危及生命或需手术治疗，故应注意补肾、健脾、柔肝调理，以保健康。农历 1、3、4、11、12 月应小心。

### 时相分析

丁丑、丁未年二之气出生时相框架为：

```
126
115
410 ∨
115
39
```

呈风寒湿热之禀气。

遇壬辰年风寒湿为主之禀气，易产生木土水火相克侮之疾患。故遇初之气厥阴风木，客气少阳相火加临；二之气少阴君火、客气阳明燥金加临；三之气少阳相火、客气太阳寒水加临；五之气阳明燥金、客气少阴君火加临，更易产生木土水火相克侮刑的疾患。故应注意补肾、健脾、柔肝、养心、清热、祛风、化湿调理，以及防风、防湿、防寒，以保健康。

### 1937 年三之气出生者

易患心脑血管、消化、生殖系统、腰腿、关节等疾患。故应注意补肾、健脾、柔肝调理，以保健康。农历1、2、3、4、9、10、12月应小心

### 1967 年三之气出生者

易患心脑血管、消化、生殖系统、关节等疾患，甚者易因心脑血管意外，或肿瘤危及生命，或需手术治疗。故应注意健脾、柔肝调理，以保健康。农历1、3、4、6、7月应小心。

### 1997 年三之气出生者

易患脑、消化、生殖、泌尿系统等疾患，甚者危及生命，需手术治疗，或因流行性疾病，突发性急病而危及生命，故应注意补肾、健脾、柔肝调理，以保健康。农历1、3、4、9、10、11、12月应小心。

### 时相分析

丁丑、丁未年三之气出生时相框架为：

$$
\begin{array}{l}
126 \\
126 \\
410\ \mathrm{V} \\
17 \\
39
\end{array}
$$

呈风寒湿热之禀气。

故遇壬辰年初之气厥阴风木，客气少阳相火加临；二之气少阴君火、客气阳明燥金加临；三之气少阳相火、客气太阳寒水加临；五之气阳明燥金、客气少阴君火加临，更易产生木土水火相生克刑侮之疾病。甚者危及生命，故应注意补肾、健脾、柔肝、养心、清热、祛风、化湿调理，以保健康。

**1937 年四之气出生者**

注意补肾、健脾、润肺调理，以保健康。农历1、8、11、12月应小心。

**1967 年四之气出生者**

易患心脑血管、消化、泌尿、生殖系统等疾患，故应注意补肾、柔肝调理，以保健康。农历2、3、4、9、10、11月应小心。

**1997 年四之气出生者**

注意补肾、柔肝调理，及饮食卫生、外出安全，以保健康。农历1、2、3、4、12月应小心。

**时相分析**

丁丑、丁未年四之气出生时相框架为：

$$\begin{vmatrix} 126 \\ 17 \\ 410\vee \\ 126 \\ 39 \end{vmatrix}$$

呈风寒湿热之禀气。

遇壬辰年风寒湿为主之禀气，易产生木土水相生克刑侮之疾患，故应注意补肾、健脾、柔肝调理，以及防风、防寒、防湿，以保健康。尤其是初之气厥阴风木，三之气太阳寒水客气加临，四之气太阴湿土，厥阴风木客气加临；终之气太阳寒水、太阴湿土客气加临，更应小心。

**1937 年五之气出生者**

易患消化、生殖系统、腰腿等疾患，甚者易因肿瘤而危及生命，或需手术治疗，更甚者不治。故应注意补肾、健脾调理，以保延年。农历1、6、7、9、10、12月应小心。

**1967 年五之气出生者**

注意补肾、健脾、润肺、养心调理，以保健康。农历5、6、7、8、9、10月应小心。

**1997 年五之气出生者**

易患消化、生殖系统、腰腿等疾患，甚者因肿瘤危及生命，或需手术治疗，或因传染流行性疾病，突发性急病而危及生命，或不治。故应注意补肾、健脾调理、饮食卫生、外出安全，以保健康。农历1、6、7、9、10、12月应小心。

**时相分析**

丁丑、丁未五之气出生时相框架为：

$$
\begin{array}{c}
126 \\
28 \\
410\ \text{V} \\
28 \\
39
\end{array}
$$

呈风寒湿燥之禀气。

遇壬辰年初之气厥阴风木，客气少阳相火加临；二之气少阴君火、客气阳明燥金加临；三之气少阳相火、客气太阳寒水加临；五之气阳明燥金、客气少阴君火加临，易产生金木水土火相生克刑侮之疾患。故此时应注意补肾、健脾、柔肝、润肺、养心、清热、祛风、化湿调理，以保健康。遇壬辰年四之气太阴湿土，客气厥阴风木加临；终之气太阳寒水、客气太阴湿土加临，易产生金木水土相生克刑侮之疾患。故此时应注意补肾、健脾、柔肝、润肺、祛风、化湿调理。

**1937年终之气出生者**

注意健脾、柔肝调理，以保健康。农历1、2、3、4、12月应小心。

**1967年终之气出生者**

注意健脾、润肺调理，以保健康。农历1、8、12月应小心。

**1997年终之气出生者**

注意健脾、补肾、柔肝、养心调理，以保健康。农历2、5、6、7、9、10月应小心。

**时相分析**

丁丑、丁未年终之气出生时相框架为：

$$
\begin{array}{c}
126 \\
39 \\
410\ \text{V} \\
39 \\
39
\end{array}
$$

呈寒风湿之禀气。

遇壬辰年风寒湿为主之禀气，易产生木土水相生克刑侮之疾患，故应注意补肾、健脾、柔肝、祛风、化湿调理，及防风、寒、湿，以保健康。

丁卯、丁酉年（1927 年、1957 年、1987 年）在 2012 年的健康时相

### 1927 年初之气出生者

注意补肾、健脾、柔肝、润肺调理，以保延年。农历 2、3、4、8、11 月应小心。

### 1957 年初之气出生者

注意补肾、健脾调理，以保健康。农历 6、7、9、10、11 月应小心。注意出游安全。

### 1987 年初之气出生者

注意健脾、润肺、养心调理，以保健康。农历 1、5、6、7、8、12 月应小心。

### 时相分析

丁卯、丁酉初之气出生时相框架为：

$$
\begin{array}{c}
28 \\
126 \\
410\ \text{V} \\
410 \\
115
\end{array}
$$

呈风燥湿之禀气。

遇壬辰年初之气、三之气风寒湿热之禀气，易产生风火相煽克金，水土相克侮之疾患。此时宜滋养肾水、涵肝木、健脾、祛湿、清热、祛风调理，以保健康。

遇壬辰年二之气、五之气风寒湿燥热之禀气，易产生木侮金、寒热湿错杂交炽之疾患，此时宜补肾、柔肝、健脾、祛风、化湿、清热调理，以保健康。

遇壬辰年四之气、终之气风寒湿之禀气，易产生木土、水火相克侮，木火、

水木相生刑之疾患，此时，应注意补肾、柔肝、健脾、养心、祛风化湿、清热调理，以保健康。

**1927 年二之气出生者：** 易患心、心脑血管、消化系统等疾患，甚者易因心脏病、中风、肿瘤而危及生命或需手术治疗。故应注意柔肝、养心调理，以保健康。农历 2、3、4、5 月应小心。

**1957 年二之气出生者：** 易患心、心脑血管、消化系统、腰腿等疾患。故应注意健脾、柔肝、养心调理，以保健康。农历 1、3、4、5、9、10、12 月应小心。

**1987 年二之气出生者：** 注意补肾、健脾调理，以保健康。农历 1、6、7、9、10、11、12 月应小心。

**时相分析**

丁卯、丁酉年二之气出生时相框架为：

$$
\begin{array}{c}
28 \\
17 \\
410 \text{ V} \\
115 \\
115
\end{array}
$$

呈风火燥之禀气。

遇壬辰年初之气、三之气风寒湿热之禀气，易产生风火相煽克金、寒湿交争之疾患，故此时应注意补肾、健脾、柔肝、清热、祛风调理，以保健康。

遇壬辰年二之气、五之气风寒湿燥热之禀气，易产生金木水火相克侮、寒湿交争之疾患。故此时应注意补肾、柔肝、润肺、清热、祛风、化湿调理，以保健康。

遇壬辰年四之气、终之气风寒湿之禀气，易产生木土水火相克侮刑之疾患，故此时应注意补肾、健脾、柔肝、清热、祛风、化湿调理，以保健康。

**1927 年三之气出生者**

易患心、心脑血管、呼吸、消化系统、腰等疾患，甚者易因心脏病、中风、肿瘤而危及生命，或需手术治疗。故应注意健脾、柔肝、润肺调理，以保延年。农历 2、6、7、8 月应小心。

### 1957 年三之气出生者

注意补肾、健脾、柔肝调理，以保健康。农历 3、4、6、7、9、10 月应小心。

### 1997 年三之气出生者

注意补肾、健脾、柔肝调理，以保健康。农历 1、2、11、12 月应小心。

**时相分析**

丁卯、丁酉年三之气出生时相框架为：

$$
\begin{array}{|c|}
28 \\
28 \\
410 \; \vee \\
17 \\
115 \\
\end{array}
$$

呈风火燥之禀气。

遇壬辰年初之气、三之气风寒湿热之禀气，易产生风火相煽克金之疾患。故此时应注意补肾、柔肝、清热、祛风调理，以保健康。

遇壬辰年二之气、五之气风寒湿燥热之禀气，易产生金木火相克侮、寒湿交争之疾患。故应注意补肾、健脾、柔肝、润肺、清热、祛风、化湿调理，以保健康。

遇壬辰年四之气、终之气风寒湿之禀气，易产生金木水火土相克侮刑之疾患。故应注意补肾、健脾、柔肝、清热、祛风、化湿调理，以保健康。

### 1927 年四之气出生者

易患心脑血管、呼吸、消化系统、腿等疾患。故应注意健脾、柔肝、润肺调理，以保健康。农历 1、3、4、8、12 月应小心。注意中风造成偏瘫，或肿瘤癌变现象。

### 1957 年四之气出生者

注意健脾、柔肝、润肺、养心调理，以保健康。农历 2、5、6、7 月应小心。

### 1987 年四之气出生者

易患心脑、心脑血管、消化泌尿、生殖系统、腰等疾患，故应注意补肾、柔肝调理，以保健康。农历 3、4、9、10、11 月应小心。

**时相分析**

丁卯、丁酉年四之气出生时相框架为：

$$
\left|
\begin{array}{c}
28 \\
39 \\
410\ \text{V} \\
126 \\
115
\end{array}
\right|
$$

呈风寒湿燥热之禀气。

遇壬辰年初之气、三之气风寒湿热之禀气，易产生风火相煽、寒湿交争之疾患。故此时应注意补肾、健脾、柔肝、清热、祛风、化湿调理，以保健康。

遇壬辰年二之气、五之气风寒湿燥热之禀气，易产生金木土水火相克侮之疾患。此时应注意补肾、柔肝、健脾、润肺、清热、祛风、化湿调理，以保健康。

遇壬辰年四之气、终之气风寒湿之禀气，易产生木土水相克侮之疾患，此时应注意补肾、健脾、柔肝、祛风、化湿调理，以保健康。

**1927 年五之气出生者**

易患心脏、心脑血管、呼吸、消化系统、皮肤、腰等疾患，甚者易因心脏病、心脑血管意外、肿瘤而危及生命，或需手术治疗，或瘫痪。故应注意补肾、柔肝、润肺、养心调理，以保健康。农历 2、3、4、5、9、10 月应小心。

**1957 年五之气出生者**

易患心脑、心脑血管、呼吸、消化、生殖、泌尿系统等疾患，甚者易因心脑血管意外、肿瘤危及生命，或需手术治疗。故应注意补肾、健脾、润肺调理，以保健康。农历 6、7、8、11 月应小心。

**1987 年五之气出生者**

易患心、肺、呼吸、消化系统、皮肤等疾患，甚者危及生命，或需手术治疗。故应注意润肺、养心调理，以保健康。农历 5、8 月应小心。

**时相分析**

丁卯、丁酉年五之气出生时相框架为：

$$
\begin{array}{c}
28 \\
410 \\
410 \vee \\
28 \\
115
\end{array}
$$

呈风火燥之禀气。

遇壬辰年初之气、三之气风寒湿热之禀气，易产生风火燥交炽、寒湿交争之疾患，此时应注意补肾、健脾、柔肝、润肺、清热、祛风、化湿调理，以保健康。

遇壬辰年二之气、五之气风寒湿燥热之禀气，易产生金木相克侮、寒热湿交争之疾患，此时应注意补肾、健脾、柔肝、润肺、清热、祛风化湿调理，以保健康。

遇壬辰年四之气、终之气风寒湿之禀气，易产生木侮金、寒湿交争之疾患。故此时应注意健脾、补肾、柔肝、祛风、化湿调理，以保健康。

### 1927 年终之气出生者

易患心、肺、心脑血管、呼吸系统、消化、关节等疾患，甚者易因心肺病、心脑血管意外、肿瘤危及生命，或需手术治疗，或瘫痪。故应注意健脾、柔肝、润肺、养心调理，以保健康。农历1、2、5、8、12月应小心。

### 1957 年终之气出生者

注意补肾、健脾、柔肝、养心调理，以保健康。农历3、4、5、6、7月应小心。

1987 年终之气出生者：易患心、肺、呼吸、消化系统、皮肤等疾患，故应注意健脾、柔肝、润肺、养心调理，以保健康。农历2、5、6、7、8月应小心。

### 时相分析

丁卯、丁酉年终之气出生时相框架为：

$$
\begin{array}{c}
28 \\
115 \\
410 \vee \\
39 \\
115
\end{array}
$$

呈风寒燥热之禀气。

遇壬辰年初之气、三之气风寒湿热之禀气，易产生风火相煽、寒湿燥交争之疾患。故此时应注意补肾、健脾、柔肝、清热、祛风、化湿调理，以保健康。

遇壬辰年二之气、五之气风寒湿燥热之禀气，易产生金木土水火相克侮之疾患。

遇壬辰年四之气、终之气风寒湿之禀气，易产生木侮金、寒湿热交争之疾患，此时应注意补肾、健脾、柔肝、祛风、化湿调理，以保健康。

丁巳、丁亥年（1947年、1977年、2007年）在2012年的健康时相

### 1947年初之气出生者
注意健脾、润肺、养心调理，以保健康。农历5、6、7、8月应小心。

### 1977年初之气出生者
注意补肾、健脾、柔肝、润肺调理，以保健康。农历1、3、4、8、11、12月应小心。

### 2007年初之气出生者
注意补肾、健脾、柔肝调理，防风湿寒侵体、饮食卫生 、外出安全，以保健康。农历1、9、10、11、12月应小心。

### 时相分析
丁巳、丁亥年初之气出生时相框架为：

$$
\begin{array}{|l}
410 \\
28 \\
410 \vee \\
410 \\
17
\end{array}
$$

呈风火燥之禀气。

遇壬辰年风寒湿为主之禀气，易产生风寒湿相争交炽之疾患。故应注意补肾、健脾、柔肝、祛风、化湿调理，及加强防风 、防寒、防湿措施，以保健康。

### 1947年二之气出生者
易患心、心脑血管、消化系统等疾患，甚者易因心脏病、心脑血管意外、

肿瘤而危及生命，或需手术治疗。故应注意健脾、柔肝、养心调理，以保健康。农历 3、4、5、6、7、月应小心。

### 1977 年二之气出生者

注意补肾、柔肝、润肺、养心调理，以保健康。农历 3、4、5、8、11 月应小心。

### 2007 年二之气出生者

注意补肾、健脾、柔肝调理、饮食卫生、外出安全，及防风、寒、湿，以保健康。农历 3、4、6、7、9、10、11 月应小心。

### 时相分析

丁巳、丁亥年二之气出生时相框架为：

$$
\begin{array}{c|}
410 \\
39 \\
410\ \vee \\
115 \\
17 \\
\end{array}
$$

呈风热寒之禀气。

遇壬辰年初之气、三之气风寒湿热之禀气，易产生风火相煽、寒湿交争之疾患，尤其是年老者更易因患病危及生命。故应注意补肾、健脾、柔肝、清热、祛风、化湿调理，以保健康。

遇壬辰年二之气、五之气风寒湿燥热之禀气，易产生风火相煽、寒湿燥交争之疾患，尤其是年老者，更易因病危及生命。故应注意补肾、健脾、柔肝、润肺、清热、祛风、化湿调理，以保健康。

遇壬辰年四之气、终之气风寒湿之禀气，易产生水木火土相生刑之疾患。

### 1947 年三之气出生者

易患心脑血管、消化、生殖系统等疾患，甚者易因心脑血管意外、肿瘤危及生命，或需手术治疗。故应注意补肾、柔肝、健脾调理，以保健康。农历 1、3、4、6、7、9、10、12 月应小心。注意因突发急病死亡。

### 1977 年三之气出生者

易患心脑血管、呼吸、消化系统、四肢等疾患，甚者易因心脑血管意外、肿瘤而危及生命，故应注意健脾、柔肝、润肺调理，以保健康。农历1、2、8、12月应小心。

**2007 年三之气出生者**

易患高热不退，或急病而危及生命，故应注意补肾、健脾调理、饮食卫生、外出安全，以保健康。农历1、9、10、12月应小心。注意行走安全，以免伤残或失去生命。

**时相分析**

丁巳、丁亥年三之气出生时相框架为：

$$
\begin{array}{c}
126 \\
126 \\
410 \vee \\
17 \\
39
\end{array}
$$

呈风寒湿热之禀气。

遇壬辰年初之气、三之气风寒湿热之禀气，易产生木土水火相克侮之疾患。故应注意补肾、健脾、柔肝、泻火、熄风、化湿调理，以保健康。

遇壬辰年二之气、五之气风寒湿燥热之禀气，易产生金木水火相克侮之疾患。故应注意补肾、健脾、柔肝、泻火、熄风、化湿调理，以保健康。

遇壬辰年四之气、终之气风寒湿之禀气，易产生木土水相克侮之疾患。故应注意补肾、健脾、柔肝、祛风、化湿调理，以保健康。

**1947 年四之气出生者**

注意补肾、健脾、柔肝、润肺调理，以保延年。农历1、6、7、8、9、10、12月应小心。

**1977 年四之气出生者**

易患脑、心脑血管、消化、泌尿、生殖系统等疾患，甚者易因心脑血管意外，或肿瘤危及生命，需手术治疗，或瘫痪。故应注意补肾、健脾、柔肝调理，以保延年。3、4、6、7、11月应小心。注意外出安全，以免交通意外而致伤残或死亡。

**2007 年四之气出生者**

易患高热不退、消化、泌尿系统疾患，故应注意补肾、柔肝调理，防寒、风、饮食卫生、外出安全，以保健康。农历3、4、9、10、11月应小心。

**时相分析**

丁巳、丁亥年四之气出生时相框架为：

$$
\begin{array}{c}
410 \\
115 \\
410\ \text{V} \\
126 \\
17
\end{array}
$$

呈风湿热之禀气。

遇壬辰年初之气、三之气风寒湿热之禀气，易产生木土水火相克侮之疾患，故此时应注意补肾、健脾、柔肝、清热、祛风、化湿调理，以保健康。

遇壬辰年二之气、五之气风寒湿燥热之禀气，易产生金木土水火相克侮之疾患，故此时应注意补肾、健脾、柔肝、润肺、清热、祛风、化湿调理，以保健康。

遇壬辰年四之气、终之气风寒湿之禀气，易产生风热寒湿交争之疾患，故此时应注意补肾、健脾、柔肝、清热、祛风、化湿调理，防风、寒、湿，以保健康。

**1947 年五之气出生者**

注意健脾、柔肝、养心调理，以保延年。农历2、3、4、5月应小心。

**1977 年五之气出生者**

易患心脑、心脑血管、消化、生殖、泌尿系统等疾患，故应注意补肾、柔肝、养心调理，以保延年。农历2、5、11月应小心。

**2007 年五之气出生者**

易患消化、呼吸系统、腿等疾患，甚者易传染性、流行性突发性疾病而危及生命。故应注意健脾、柔肝、润肺调理、饮食卫生、外出安全，以保健康。农历1、3、4、6、7、8、12月应小心。

**时相分析**

丁巳、丁亥年五之气出生时相框架为：

410

126

410 ∨

28

17

呈风湿火燥之禀气。

遇壬辰年初之气、三之气风寒湿热之禀气，易产生木土水火相克侮刑之疾患，此时应注意补肾、健脾、柔肝、清热、祛风、化湿调理，以保健康。

遇壬辰年二之气、五之气风寒湿燥热之禀气，易产生金木土水火相克侮刑之疾患，故此时应注意补肾、柔肝、健脾、润肺、清热、祛风、化湿调理，以保健康。

遇壬辰年四之气、终之气风寒湿之禀气，易产生风寒湿相交争之疾患，故此时应注意补肾、健脾、柔肝、祛风、化湿调理，以保健康。

**1947 年终之气出生者**

注意健脾、柔肝、润肺、养心调理，以保健康。农历 2、5、6、7、8 月应小心。

**1977 年终之气出生者**

易患心肺、消化、呼吸系统、腰等疾患，甚者易因心脏病、肿瘤危及生命或需手术治疗，故应注意补肾、健脾、柔肝、润肺调理，以保健康。农历 2、6、7、8、9、10 月应小心。

**2007 年终之气出生者**

易患脑、腰腿、发热不退、消化、泌尿系统等疾患，甚者需手术治疗，或患流行性、传染性、突发性急性病而危及生命，故应注意补肾、健脾、柔肝调理，以保健康。注意饮食卫生、外出安全。农历 1、2、9、10、11、12 月应小心。

**时相分析**

丁巳、丁亥年终之气出生时相框架为：

```
410
17
410 ∨
39
17
```

呈风寒热之禀气。

遇壬辰年初之气、三之气风寒湿热之禀气，易产生风寒热交争之疾患，故此时应注意补肾、柔肝、清热、祛风调理，以保健康。

遇壬辰年二之气、五之气风寒湿燥热之禀气，易产生风寒热交争之疾患，故此时应注意补肾、柔肝、清热、祛风调理，以保健康。

遇壬辰年四之气、终之气风寒湿之禀气，易产生风寒湿热交争之疾患，故此时应注意补肾、健脾、柔肝、清热、祛风、化湿调理，以保健康。


## 戊子、戊午年（1948年、1978年、2008年）在2012年的健康时相

### 1948年初之气出生者

易患心肺、呼吸、消化系统、腰腿等疾患，甚者易因心脏病、肿瘤危及生命或需手术治疗，故应注意补肾、健脾、润肺、养心调理，以保健康。农历1、5、8、9、10、12月应小心。

### 1978年初之气出生者

易患消化、生殖系统、腰腿等疾患，甚者易因急性疾患，或肿瘤危及生命，或需手术治疗，故应注意补肾、健脾调理，以保健康。农历1、6、7、9、10、12月应小心。

### 2008年初之气出生者

易患心、肺、呼吸、消化系统疾患，甚者因高烧，或急性流行性、传染性疾患危及生命，更甚者不治，故应注意健脾、润肺、养心调理、饮食卫生、外出安全，以保健康。农历5、6、7、8、9、10月应小心。

### 时相分析

戊子、戊午年初之气出生时相框架为：

```
                    115
                    39
                    115∧
                    410
                    28
```

呈风寒燥热之禀气。

遇壬辰年初之气、三之气风寒湿热之禀气，易产生风火相煽、寒热错杂之疾患。甚者危及生命，故此时应注意补肾、柔肝、清热、祛风调理，以保健康。

遇壬辰年二之气、五之气风寒湿燥热之禀气，易产生金木水火相克侮刑之疾患，甚者危及生命。故应注意补肾柔肝、润肺、清热、祛风调理，以保健康。

遇壬辰年四之气、终之气风寒湿之禀气，易产生木土水火相克侮刑之疾患。故应注意补肾、健脾、柔肝、清热、祛风、化湿调理，以保健康。

### 1948 年二之气出生者

注意补肾、健脾、润肺调理，以保健康。农历 1、6、7、8、11、12 月应小心。

### 1978 年二之气出生者

易患心脑血管、呼吸、消化、生殖系统、腰等疾患。甚者易因心脑血管意外、肿瘤而危及生命，或需手术治疗。故应注意补肾、健脾、柔肝、润肺调理，以保健康。农历 3、4、6、7、8、9、10 月应小心。

### 2008 年二之气出生者

易患消化、泌尿、生殖系统等疾患。甚者易因高热不退或传染性、流行性、急性疾患而危及生命。故应注意补肾、健脾、柔肝调理、饮食卫生、外出安全、防风、寒、湿邪侵体，以保健康。农历 2、6、7、9、10、11 月应小心。

### 时相分析

戊子、戊午年二之气出生时相框架为：

```
                    115
                    410
                    115∧
                    115
                    28
```

呈风火燥之禀气。

遇壬辰年初之气、三之气风寒湿热之禀气，易产生风火相煽、寒热错杂之疾患。甚者危及生命，故应注意补肾、柔肝、泻火、祛风调理，以保健康。

遇壬辰年二之气、五之气风寒湿燥热之禀气，易产生风火燥相克侮之疾患。故应注意柔肝、润肺、清热、祛风调理，以保健康。

遇壬辰年四之气、终之气风寒湿之禀气，易产生木土水火相克侮之疾患。故应注意补肾、健脾、柔肝、清热、祛风、化湿调理，以保健康。

### 1948 年三之气出生者

注意补肾、健脾、柔肝、养心调理，以保健康。农历 1、3、4、5、11、12 月应小心。

### 1978 年三之气出生者

易患心脑、心脑血管、消化、生殖、泌尿系统等疾患，甚者易因心脏病、心脑血管意外、肿瘤而危及生命或需手术治疗。故应注意补肾、健脾、养心调理，以保健康。农历 1、5、9、10、11、12 月应小心。

### 2008 年三之气出生者

易患呼吸、消化系统、皮肤等疾患，甚者易因传染性、流行性、突发性疾病危及生命。故应注意补肾、健脾、润肺调理、饮食卫生、外出安全、防风寒、湿邪侵体，以保健康。农历 6、7、8、9、10 月应小心。

### 时相分析

戊子、戊午年三之气出生时相框架为：

```
         115
         115
         115 ∧
          17
          28
```

呈火燥之禀气。

遇壬辰年初之气、三之气风寒湿热之禀气，易产生风火相煽、寒湿燥交争之疾患。甚者危及生命。故应注意补肾、健脾、柔肝、润肺、泻火、熄风调理，以保健康。

遇壬辰年二之气、五之气风寒湿燥热之禀气，易产生风火燥交争之疾患。甚者危及生命。故应注意柔肝、润肺、泻火 祛风调理，以保健康。

遇壬辰年四之气、终之气风寒湿之禀气，易产生木土水火相克侮之疾患。故应注意补肾、健脾、柔肝、清热、祛风、化湿调理，以保健康。

### 1948 年四之气出生者

易患心脏、心脑血管、呼吸、消化系统、四肢等疾患，甚者易因心脏病、心脑血管意外、肿瘤危及生命，或需手术治疗。故应注意健脾、柔肝、润肺调理，以保健康。农历1、2、3、4、8、12月应小心。

### 1978 年四之气出生者

注意补肾、健脾、柔肝、养心调理，以保健康。农历1、3、4、8、11、12月应小心。

### 2008 年四之气出生者

注意健脾、清热调理，及饮食卫生、外出安全、防风寒湿邪侵体，以保健康。农历5、6、7月应小心。

**时相分析**

戊子、戊午年四之气出生时相框架为

$$
\begin{array}{l}
115 \\
126 \\
115 \wedge \\
126 \\
28
\end{array}
$$

呈湿热燥之禀气。

遇壬辰年初之气、三之气风寒湿热之禀气，易产生木土水火相克侮之疾患，甚者危及生命。故应注意补肾、健脾、柔肝、泻火、熄风、化湿调理，以保健康。

遇壬辰年二之气、五之气风寒湿燥热之禀气，易产生金木土水火相克侮之疾患。故应注意补肾、健脾、柔肝、润肺、清热、祛风、化湿调理，以保健康。

遇壬辰年四之气、终之气风寒湿之禀气，易产生木土水火相克侮刑之疾患。故应注意补肾、健脾、柔肝、祛风、化湿调理，以保健康。

**1948 年五之气出生者**

注意补肾、健脾、润肺调理，以保健康。农历 1、8、9、10、12 月应小心。

**1978 年五之气出生者**

注意补肾、健脾、润肺调理，以保健康。农历 3、4、5、8、11 月应小心。

**2008 年五之气出生者**

注意健脾、柔肝、清热调理、饮食卫生、外出安全、防风、寒、湿邪侵体，以保健康。农历 3、4、5、6、7 月应小心。

**时相分析**

戊子、戊午年五之气出生时相框架为：

$$
\begin{array}{|c|}
115 \\
17 \\
115 \wedge \\
28 \\
28 \\
\end{array}
$$

呈火燥之禀气。

遇壬辰年风寒湿为主之禀气，易产生金木土水火相克侮之疾患，故应注意补肾、健脾、柔肝、润肺、清热调理，以保健康。

**1948 年终之气出生者**

易患心脏、心脑血管、消化、生殖系统、腰腿等疾患，甚者易因心脏病、心脑血管意外、肿瘤危及生命或需手术治疗。或瘫、残。故应注意补肾、健脾、柔肝调理，以保健康。农历 1、2、9、10、12 月应小心。

**1978 年终之气出生者**

易患脑、呼吸、消化、泌尿、生殖系统等疾患。甚者易因突发急病，或肿瘤危及生命，或需手术治疗。故应注意补肾、健脾、柔肝、润肺调理，以保健康。农历 3、4、6、7、8、11 月应小心。

**2008 年终之气出生者**

易患呼吸、消化、生殖系统等疾患，甚者易因传染性、流行性、突发性疾病，或急惊风而危害生命。故应注意健脾、柔肝、润肺、清热调理、饮食卫生、外出安全、防风、寒、湿邪侵体，以保健康。农历 1、3、4、8、9、10、12 月应小心。

**时相分析**

戊子、戊午终之气时相框架为：

$$
\begin{array}{c}
115 \\
28 \\
115 \wedge \\
39 \\
28
\end{array}
$$

呈火燥寒之禀气。

遇壬辰年初之气、三之气风寒湿热之禀气，易产生风火燥寒错杂交炽之疾患。甚者危及生命，故应注意补肾、柔肝、润肺、泻火、熄风调理，以保健康。

遇壬辰年二之气、五之气风寒湿燥热之禀气，易产生金木水火相克侮之疾患。故应注意补肾、柔肝、润肺、清热、祛风调理，以保健康。

遇壬辰年四之气、终之气风寒湿之禀气，易产生金木土水火相克侮之疾患。故应注意补肾、健脾、柔肝、润肺调理，以保健康。

## 戊寅、戊申年（1938年、1968年、1998年）在2012年的健康时相

### 1938年初之气出生者

易患心脑、肺、心脑血管、呼吸、消化、泌尿、生殖系统等疾病，甚者易因心脏病、心脑血管意外、肿瘤危及生命，或需手术治疗，故应注意补肾、润肺、养心调理，以保延年。农历5、8、11月应小心。

### 1968年初之气出生者

易患心、心脑血管、消化、生殖、泌尿系统等疾患。甚者易因心脏病、心脑血管意外、肿瘤危及生命，或需手术治疗。故应注意补肾、健脾、润肺、养心调理，以保健康。农历5、6、7、9、10、11月应小心。

### 1998年初之气出生者

易患消化系统、心脏、腰腿等疾患，甚者易因传染性、流行性、突发性疾病危及生命，故应注意补肾、健脾、柔肝调理，以保健康。农历1、6、7、9、

10、12 月应小心。

**时相分析**

戊寅、戊申初之气出生时相框架为：

$$
\begin{array}{c}
115 \\
39 \\
115 \wedge \\
410 \\
28
\end{array}
$$

呈风寒燥热之禀气。

遇壬辰年初之气、三之气风寒湿热之禀气，易产生木土水火相克侮之疾患。甚者危及生命。故应注意补肾、柔肝、泻火、熄风调理，以保健康。

遇壬辰年二之气、五之气风寒湿燥热之禀气，易产生金木土水火相克侮之疾患。故应注意补肾、柔肝、健脾、润肺、清热、祛风调理，以保健康。

遇壬辰年四之气、终之气风寒湿之禀气，易产生木土水火相克侮之疾患。故应注意补肾、健脾、柔肝、祛风、化湿调理，以保健康。

**1938 年二之气出生者**

注意补肾、润肺、养心调理，以保健康。农历5、8、11 月应小心。

**1968 年二之气出生者**

易患心脏、呼吸、消化、生殖系统等疾患。故应注意健脾、柔肝、养心调理，以保健康。农历1、2、5、8、12 月应小心。易因误诊危害健康。

**1998 年二之气出生者**

注意健脾、润肺调理，以保健康。农历1、8、12 月应小心。

**时相分析**

戊寅、戊申年二之气出生时相框架为：

$$
\begin{array}{c}
115 \\
410 \\
115 \wedge \\
115 \\
28
\end{array}
$$

呈风火燥之禀气。

遇壬辰年初之气、三之气风寒湿热之禀气，易产生风火相煽、寒热错杂之疾患，故应注意补肾、柔肝、泻火、熄风调理，以保健康。

遇壬辰年二之气、五之气风寒湿燥热之禀气，易产生金木水火相克侮之疾患。故应注意补肾、柔肝、润肺、清热、泻火调理，以保健康。

遇壬辰年四之气、终之气风寒湿之禀气，易产生木土水火相克侮之疾患。故应注意补肾、健脾、柔肝、祛风、化湿调理，以保健康。

**1938 年三之气出生者**

易患心脑血管、消化、生殖系统、腰腿等疾患，甚者易因心脑血管意外、肿瘤危及生命。或需手术治疗。故应注意补肾、健脾、柔肝调理，以保健康。农历 1、3、4、6、7、9、10、12 月应小心。

**1968 年三之气出生者**

易患心脑、心脑血管、呼吸消化、泌尿、生殖系统等疾患。甚者易因心脏病、心脑血管意外、肿瘤而危及生命，或需手术治疗。故应注意补肾、柔肝、润肺调理，以保健康。农历 2、8、9、10、11 月应小心。

**1998 年三之气出生者**

易患心、脑、消化、泌尿系统等疾患，甚者易因心脏病、肿瘤危及生命或需手术治疗，或因突发性、传染性、流行性疾病危及生命。故应注意补肾、健脾、养心调理，以保健康。农历 5、6、7、9、10、11 月应小心。

**时相分析**

戊寅、戊申年三之气出生时相框架为：

| |
|---|
| 115 |
| 115 |
| 115 ∧ |
| 17 |
| 28 |

呈火燥之禀气。

遇壬辰年初之气、三之气风寒湿热之禀气，易产生风火相煽、寒热错杂之疾患，甚者危及生命，故应注意补肾、柔肝、泻火、熄风调理，以保健康。

遇壬辰年二之气、五之气风寒湿燥热之禀气，易产生金木、水火相克侮之疾患，故应注意补肾、柔肝、润肺、清热、祛风调理，以保健康。

遇壬辰年四之气、终之气风寒湿之禀气，易产生风火相煽，寒湿交争之疾患。故应注意补肾、健脾、柔肝、清热、祛风、化湿调理，以保健康。

**1938 年四之气出生者**

注意健脾、润肺、养心调理，以保健康。农历1、5、8、12 月应小心。

**1968 年四之气出生者**

易患心、呼吸、消化系统、腰、皮肤等疾患，故应注意健脾、润肺、养心调理，以保健康。农历5、6、7、8 月应小心。

**1998 年四之气出生者**

易患心脑、消化、泌尿、生殖系统等疾患，甚者易因心脏病、肿瘤危及生命或需手术治疗，或因传染性、流行性、突发性疾病危及生命，故应注意补肾、柔肝、养心调理，以保健康，农历2、3、4、5、11 月应小心。

**时相分析**

戊寅、戊申年四之气出生时相框架为：

$$
\begin{array}{|l}
115 \\
126 \\
115 \wedge \\
126 \\
28
\end{array}
$$

呈湿热燥之禀气。

遇壬辰年初之气、三之气风寒湿热之禀气，易产生火风相煽、寒湿交争之疾患。甚者危及生命。故应注意补肾、健脾、柔肝、泻火、熄风、化湿调理，以保健康。

遇壬辰年二之气、五之气风寒湿燥热之禀气，易产生金木土水火相克侮之疾患，故应注意补肾、健脾、柔肝、润肺、清热、祛风、化湿调理，以保健康。

遇壬辰年四之气、终之气风寒湿之禀气，易产生木土、水火相克侮之疾患，故应注意补肾、健脾、柔肝、清热、祛风、化湿调理，以保健康。

**1938 年五之气出生者**

易患心脑血管、心脏、消化、生殖系统、腰等疾患，故应注意补肾、健脾、柔肝调理，以保健康。农历1、2、6、7、9、10、12月应小心。

**1968 年五之气出生者**

注意补肾、健脾、柔肝调理，以保健康。农历1、3、4、6、7、9、10、12月应小心。

**1998 年五之气出生者**

注意补肾、健脾、润肺调理，以保健康。农历6、7、8、9、10、11月应小心。

**时相分析**

戊寅、戊申年五之气时相框架为：

$$
\begin{array}{|c}
115 \\
17 \\
115 \wedge \\
28 \\
28
\end{array}
$$

呈火燥之禀气。

遇壬辰年初之气、三之气风寒湿热之禀气，易产生金水木火相生克侮刑之疾患。甚者危及生命，故应注意补肾、柔肝、润肺、泻火、熄风调理，以健康。

遇壬辰年二之气、五之气风寒湿燥热之禀气，易产生金水木火相生克刑之疾患。故应注意补肾、柔肝、润肺、泻火、熄风调理，以保健康。

遇壬辰年四之气、终之气风寒湿之禀气，易产生金木土水火相克侮之疾患，故应注意补肾、健脾、柔肝、润肺、清热、祛风、化湿调理，以保健康。

**1938 年终之气出生者**

易患心脑血管、呼吸、消化系统等疾患，故应注意健脾、柔肝、润肺调理，以保健康。农历3、4、6、7、8月应小心。注意外出安全。

**1968 年终之气出生者**

易患心、肺、心脑血管、呼吸、消化系统等疾患，甚者易因心脏病、心脑血管意外、肿瘤危及生命，或需手术治疗。故应注意健脾、柔肝、润肺调理，以保健康。农历1、2、8、12月应小心。注意外出安全、以免伤残。

**1998 年终之气出生者**

易患心脑、消化、泌尿、生殖系统等疾患，甚者易因心脏病、肿瘤危及生命。或需手术治疗，或因流行性、传染性、突发性疾病危及生命，故应注意补肾、健脾、养心调理，以保健康。农历5、6、7、9、10、11月应小心。注意饮食卫生、外出安全。

**时相分析**

戊寅、戊申年终之气出生时相框架为：

$$
\begin{array}{c}
115 \\
28 \\
115\ \wedge \\
39 \\
28
\end{array}
$$

呈火燥寒之禀气。

遇壬辰年初之气、三之气风寒湿热之禀气，易产生金木水火相克侮之疾患，甚者危及生命，故应注意补肾、柔肝、润肺、泻火、熄风调理，以保健康。

遇壬辰年二之气、五之气风寒湿燥热之禀气，易产生木火相煽、金水生刑克之疾患。故应注意补肾、柔肝、润肺、清热、祛风调理，以保健康。

遇壬辰年四之气、终之气风寒湿之禀气，易产生金木土水火相克侮之疾患，故此时应注意补肾、健脾、柔肝、润肺、清热、祛风、化湿调理，以保健康。

**戊辰、戊戌年（1928 年、1958 年、1988 年）在 2012 年的健康时相**

**1928 年初之气出生者**注意健脾、柔肝、养心调理，以保健康。农历1、3、4、5、12月应小心。

**1958 年初之气出生者**注意补肾、健脾、柔肝调理，以保健康。农历2、3、4、8、11月应小心。

**1988 年初之气出生者**易患呼吸、消化系统等疾患，故应注意柔肝、润肺、健脾调理，饮食卫生、外出安全、防风、寒、湿邪侵体，以保健康。农历1、8、

12 月应小心。

**时相分析**

戊辰、戊戌年初之气出生时相框架为：

$$
\begin{array}{r}
115 \\
39 \\
115 \wedge \\
410 \\
28
\end{array}
$$

呈风热燥寒之禀气。

遇壬辰年初之气、三之气风寒湿热之禀气，易产生风火相煽、寒湿燥交争之疾患，故应注意补肾、健脾、柔肝、润肺、泻火、熄风调理，以保健康。

遇壬辰年二之气、五之气风寒湿燥热之禀气，易产生金木水火相克侮之疾患。故应注意补肾、柔肝、润肺、祛风调理，以保健康。

遇壬辰年四之气、终之气风寒湿之禀气，易产生木土水火相克侮之疾患。故应注意补肾、健脾、柔肝、清热、祛风、化湿调理，以保健康。

**1928 年二之气出生者**

易患恼、心脑血管、消化、泌尿、生殖系统、腰腿等疾患，故应注意补肾、健脾、柔肝调理，以保健康。农历 1、3、4、6、7、11、12 月应小心。

**1958 年二之气出生者**

易患脑、肾、心脑血管、泌尿、消化、生殖系统等疾患。甚者易因脑、肾、心脑血管意外、肿瘤危及生命，或需手术治疗。故应注意补肾、健脾、柔肝调理，以保健康。农历 3、4、9、10、11 月应小心。谨防操劳过度危及生命。

**1998 年二之气出生者**

注意补肾、健脾、柔肝调理，以保健康。农历 2、3、4、9、10、11 月应小心。

**时相分析**

戊辰、戊戌年二之气出生时相框架为：

```
          39
          28
          115 ∧
          115
          126
```

呈寒湿燥热之禀气。

遇壬辰年初之气、三之气风寒湿热之禀气，易产生风火相煽、寒湿交争之疾患，甚者危及生命。故应注意补肾、健脾、柔肝、泻火、熄风、化湿调理，以保健康。

遇壬辰年二之气、五之气风寒湿燥热之禀气，易产生金木土水火相克侮之疾患。甚者危及生命。故应注意补肾、健脾、柔肝、润肺、清热、祛风、化湿调理，以保健康。

遇壬辰年四之气、终之气风寒湿之禀气，易产生木土、水火相克侮刑之疾患。故应注意补肾、健脾、柔肝、清热、祛风、化湿调理，

**1928 年三之气出生者**

易患心、肺、心脑血管、呼吸、消化系统等疾患，故应注意健脾、柔肝、润肺调理，以保健康。农历2、3、4、5月应小心。

**1958 年三之气出生者**

注意补肾、柔肝、养心调理，以保健康。农历2、3、4、5、11月应小心。

**1988 年三之气出生者**

注意柔肝、润肺、养心调理，以保健康。农历2、5、8月就主。

**时相分析**

戊辰、戊戌年三之气出生时相框架为：

```
          39
          39
          115 ∧
          17
          126
```

呈寒湿热之禀气。

遇壬辰年初之气、三之气风寒湿热之禀气，易产生风火相煽、寒湿交争之疾患。故应注意补肾、健脾、柔肝、泻火、熄风、化湿调理，以保健康。

遇壬辰年二之气、五之气风寒湿燥热之禀气，易产生金木土水火相克侮刑之疾患。故应注意补肾、健脾、柔肝、润肺、清热、祛风、化湿调理，以保健康。

遇壬辰年四之气、终之气风寒湿之禀气，易产生木土、水火相克侮之疾患，故应注意补肾、健脾、柔肝、清热、祛风、化湿调理。

### 1928 年四之气出生者

易患肺、心脑血管、呼吸、消化、生殖系统等疾患。甚者易因肺、心脑血管意外、肿瘤危及生命或需手术治疗。故应注意健脾、柔肝、润肺调理，以保健康。农历1、3、4、6、7、8、12 月应小心。

### 1958 年四之气出生者

注意补肾、柔肝、润肺调理，以保健康。农历1、2、8、12 月应小心。

### 1988 年四之气出生者

易患脑、肾、消化、泌尿、生殖系统、腰等疾患。甚者因脑、肾病患、肿瘤危及生命，或需手术治疗，故应注意补肾、健脾调理，以保健康。农历6、7、9、10、11 月应小心。

### 时相分析

戊辰、戊戌年四之气出生时相框架为：

$$
\begin{array}{l}
39 \\
410 \\
115 \wedge \\
126 \\
126
\end{array}
$$

呈风热寒湿之禀气。

遇壬辰年初之气、三之气风寒湿热之禀气，易产生木土水火相克侮之疾患。甚者危及生命。故应注意补肾、健脾、柔肝、清热、祛风、化湿调理，以保健康。

遇壬辰年二之气、五之气风寒湿燥热之禀气，易产生金木土水火相克侮刑之疾患，故应注意补肾、健脾、柔肝、润肺、清热、祛风、化湿调理，以保健康。

遇壬辰年四之气、终之气风寒湿之禀气，易产生木土水火相克侮之疾患。故应注意补肾、健脾、柔肝、清心、祛风、化湿调理，以保健康。

### 1928 年五之气出生者

易患心脑、肾、心脑血管、消化、泌尿系统等疾患。甚者易因心脑、肾病、心脑血管意外、肿瘤危及生命，或需手术治疗。故应注意补肾、健脾、柔肝调理，以保健康。农历 1、2、11、12 月应小心。

### 1958 年五之气出生者

易患心脑、肾、心脑血管、消化、泌尿系统、腰等疾患。甚者易因心、肾、脑病、心脑血管意外、肿瘤危及生命。故应注意补肾、柔肝、养心调理，以保健康。农历 2、5、9、10、11 月应小心。

### 1988 年五之气出生者

易患心、脑、肾、肺、消化、呼吸、泌尿、生殖系统等疾患，甚者易因心、脑、肺、肾病、肿瘤危及生命，或需手术治疗。或因流行性、传染性、突发性疾病危及生命。故应注意补肾、健脾、柔肝、润肺、养心调理，以保健康。农历 6、7、8、11 月应小心。

### 时相分析

戊辰、戊戌年五之气出生时相框架为：

| |
|---|
| 39 |
| 115 |
| 115 ∧ |
| 28 |
| 126 |

呈寒湿燥热之禀气。

遇壬辰年初之气、三之气风寒湿热之禀气，及二之气、五之气风寒湿燥热之禀气，易产生金木土水火相克侮刑之疾患。甚者危及生命。故应注意补肾、健脾、柔肝、润肺、泻火、熄风、化湿调理，以保健康。

遇壬辰年四之气、终之气风寒湿之禀气，易产生金木土、水火相克侮刑之疾患。故应注意补肾、健脾、柔肝、润肺、清热、祛风、化湿调理，以保健康。

### 1928 年终之气出生者

易患心肺、呼吸、消化系统、腰等疾患，故应注意补肾、健脾、润肺调理，以保健康。农历5、6、7、8、9、10月应小心。

### 1958 年终之气出生者

易患心脑、肾、心脑血管、呼吸、消化系统等疾患，甚者易因心脑、肾、心脑血管意外、肿瘤而危及生命，或需手术治疗。故应注意补肾、健脾、柔肝、润肺调理，以保健康。农历1、2、8、11、12月应小心。

### 1988 年终之气出生者

易患心、肺、呼吸、消化、生殖系统、腰等疾患。甚者易因心、肺病、或肿瘤危及生命，或需手术治疗，或因流行性、传染性、突发性疾病危及生命。故应注意健脾、柔肝、润肺调理、饮食卫生、外出安全，以保健康。农历2、6、7、8、9、10月应小心。

### 时相分析

戊辰、戊戌年终之气出生时相框架为：

$$
\begin{vmatrix}
39 \\
126 \\
115 \land \\
39 \\
126
\end{vmatrix}
$$

呈寒湿热之禀气。

遇壬辰年风寒湿为主之禀气，易产生木土水火相克侮之疾患。甚者危及生命。故应注意补肾、健脾、柔肝、清热、祛风、化湿调理，以保健康。


己丑、己未年（1949 年、1979 年、2009 年）在 2012 年的健康时相

### 1949 年初之气出生者

注意健脾、柔肝调理，以保健康。农历1、2、6、7、12月应小心。

### 1979 年初之气出生者

注意补肾、健脾、养心调理，以保健康。农历1、5、9、10、12月应小心。

### 2009 年初之气出生者

易患消化系统、高热不退等疾患。甚者易因传染性、流行性疾病，或急惊风而危及生命。故应注意健脾、柔肝调理、饮食卫生、外出安全、防风、寒、湿邪侵体，以保健康。农历 1、2、5、6、7、12 月应小心。

### 时相分析

己丑、己未年初之气出生时相框架为：

$$
\begin{array}{c}
126 \\
410 \\
126 \vee \\
410 \\
39
\end{array}
$$

呈风寒湿之禀气。

遇壬辰年初之气、三之气风寒湿热之禀气，易产生木土水火相克侮疾病，甚者危及生命。故应注意补肾、健脾、柔肝、清热、祛风、化湿调理，以保健康。

遇壬辰年二之气、五之气风寒湿燥热之禀气，易产生金木土水火相克侮刑之疾病。故应注意补肾、健脾、柔肝、润肺、清热、祛风、化湿调理，以保健康。

遇壬辰年四之气、终之气风寒湿之禀气，易产生木土水相克侮刑之疾患。故应注意补肾、健脾、柔肝、祛风、化湿调理，以保健康。

### 1949 年二之气出生者

注意补肾、健脾、柔肝调理，以保健康。农历 2、3、4、6、7、11 月应小心。

### 1979 年二之气出生者

易患心、消化系统、腰腿等疾患。甚者易因心脏病、肿瘤等疾患危及生命，或需手术治疗。故应注意补肾、柔肝、养心调理，以保健康。农历 2、5、9、10月应小心。

### 2009 年二之气出生者

易患心、消化系统等疾患。甚者易因流行性、传染性、突发性疾病，或急惊风危及生命。故应注意补肾、健脾、养心调理、饮食卫生、外出安全、防风、寒、湿邪侵体，以保健康。农历5、6、7、9、10月应小心。易因突发事件或急症不治。

**时相分析**

己丑、己未年二之气出生时相框架为：

$$
\begin{array}{|c}
126 \\
115 \\
126 \lor \\
115 \\
39
\end{array}
$$

呈寒湿热之禀气。

遇壬辰年初之气、三之气风寒湿热之禀气，易产生风火相煽、寒湿交争之疾患，甚者危及生命。故应注意补肾、健脾、柔肝、泻火、熄风、化湿调理，以保健康。

遇壬辰年二之气、五之气风寒湿燥热之禀气，易产生金木土水火相克侮刑之疾患。故应注意补肾、健脾、柔肝、润肺、清热、祛风、化湿调理，以保健康。

遇壬辰年四之气、终之气风寒湿之禀气，易产生木土水火相克侮之疾患。故应注意补肾、健脾、柔肝、清热、祛风、化湿调理，以保健康。

**1949年三之气出生者**

易患心、心脑血管、消化、生殖系统、腰腿等疾患。甚者易因心脏病、心脑血管意外、肿瘤危及生命，或需手术治疗。故应注意补肾、健脾、柔肝、养心调理，以保健康。农历1、5、6、7、9、10、12月应小心。

**1979年三之气出生者**

易患心、肺、呼吸、消化系统、皮肤、关节等疾患。甚者易因心肺病、肿瘤危及生命，或需手术治疗。故应注意健脾、柔肝、润肺调理，以保健康。农历1、2、6、7、8、12月应小心。

**2009年三之气出生者**

易患消化系统等疾患。甚者易因流行性、传染性、突发性疾病，或惊风而危及生命。故应注意健脾、柔肝调理、饮食卫生、外出安全、防风、寒、湿邪侵体，以保健康。农历3、4、6、7、9、10月应小心。

**时相分析**

己丑、己未年三之气出生时相框架为：

$$
\begin{array}{c|}
126 \\
126 \\
126 \vee \\
17 \\
39
\end{array}
$$

呈寒湿热之禀气。

遇壬辰年初之气、三之气风寒湿热之禀气，易产生木土 水火相克侮之疾患。甚者危及生命。故应注意补肾、健脾、柔肝、清热、祛风、化湿调理，以保健康。

遇壬辰年二之气、五之气风寒湿燥热之禀气，易产生金木土水火相克侮刑之疾患，甚者危及生命。故应注意补肾、健脾、柔肝、润肺、清热、祛风、化湿调理，以保健康。

遇壬辰年四之气、终之气风寒湿之禀气，易产生木土水火相克侮之疾患。故应注意补肾、健脾、柔肝、清热、祛风、化湿调理，以保健康。

**1949年四之气出生者**

注意补肾、健脾、柔肝调理，以保健康。农历3、4、6、7、9、10、11月应小心。

**1979年四之气出生者**

易患脑、肾、消化、泌尿系统、腰腿等疾患。甚者易因脑、肾病、肿瘤危及生命或需手术治疗。故应注意补肾、健脾调理，以保健康。农历1、9、10、11、12月应小心。

**2009年四之气出生者**

注意健脾、润肺、清热调理、饮食卫生、外出安全、防风寒湿邪侵体，以保健康。农历5、6、7、8月应小心。

**时相分析**

己丑、己未年四之气出生时相框架为：

126

17

126 ∨

126

39

呈寒湿热之禀气。

遇壬辰年初之气、三之气风寒湿热之禀气，易产生木土水火相克侮之疾患，甚者危及生命，故应注意补肾、健脾、柔肝、泻火、熄风、化湿调理，以保健康。

遇壬辰年二之气、五之气风寒湿燥热之禀气，易产生金木土水火相克侮刑之疾患。故应注意补肾、健脾、柔肝、润肺、清热、祛风、化湿调理，以保健康。

遇壬辰年四之气、终之气风寒湿之禀气，易产生木土、水火相克侮之疾患。故应注意补肾、健脾、柔肝、清热、祛风、化湿调理。

**1949 年五之气出生者**

注意补肾、健脾、润肺调理，以保健康。农历1、6、7、8、9、10、12月应小心。

**1979 年五之气出生者**

易患脑、肾、呼吸、消化、生殖系统等疾患，甚者危及生命，或需手术治疗。故应注意补肾、柔肝、润肺调理，以保健康。农历3、4、8、11月应小心。孕妇易流产，或死胎，或产后婴儿易死亡。

**2009 年五之气出生者**

易患泌尿、消化系统等疾患，甚者易因传染性、流行性、突发性疾病、急惊风而危及生命，故应注意补肾、健脾、养心调理，以保健康。农历5、6、7、9、10、11月应小心。

**时相分析**

己丑、己未年五之气出生时相框架为：

126

28

126 ∨

28

39

呈寒湿燥之禀气。

遇壬辰年初之气、三之气风寒湿热之禀气，及二之气、五之气风寒湿燥热之禀气，易产生金木土水火相克侮刑之疾患。甚者危及生命。故应注意补肾、健脾、柔肝、润肺、清热、祛风、化湿调理，以保健康。

遇壬辰年四之气、终之气风寒湿之禀气，易产生金木土水相克侮刑之疾患。故应注意补肾、健脾、柔肝、祛风、化湿调理，以保健康。

### 1949 年终之气出生者

易患心、心脑血管、消化、生殖系统、腰腿等疾患，甚者易因心脏病、心脑血管意外、肿瘤危及生命，或需手术治疗。故应注意补肾、健脾、养心调理，以保健康。1、5、6、7、9、10 月应小心。

### 1979 年终之气出生者

注意健脾、柔肝、养心调理，以保健康。农历 3、4、5、6、7 月应小心。

### 2009 年终之气出生者

易患消化系统、高热不退等疾患，甚者易因流行性、传染性、突发性疾病，或急惊风而危及生命。故应注意补肾、健脾、养心、柔肝调理、饮食卫生、外出安全。防风寒湿邪侵体，以保健康。农历 2、5、6、7、9、10 月应小心。

### 时相分析

己丑、己未年终之气出生时相框架为：

126

39

126 ∨

39

39

呈寒湿之禀气。

遇壬辰年初之气、三之气风寒湿热之禀气，易产生木土水火相克侮刑之疾患，甚者危及生命。故应注意补肾、健脾、柔肝、清热、祛风、化湿调理，以保健康。

遇壬辰年二之气、五之气风寒湿燥热之禀气，易产生金木土水火相克侮刑之疾患。故应注意补肾、健脾、柔肝、润肺、清热、祛风、化湿调理，以保健康。

遇壬辰年四之气、终之气风寒湿之禀气，易产生木土水相克侮刑之疾患。甚者危及生命。故应注意补肾、健脾、柔肝、祛风、化湿调理；以保健康。

## 己卯、己酉（1939年、1969年、1999年）在2012年的健康时相

### 1939年初之气出生者

注意补肾、健脾、柔肝、润肺调理，以保健康。农历1、2、3、4、11、12月应小心。

### 1969年初之气出生者

注意补肾、健脾、润肺调理，以保健康。农历6、7、8、9、10月应小心。切忌疑虑身体有病。

### 1999年初之气出生者

易患消化系统、关节等疾患，甚者易因流行性、传染性、突发性疾病，或意外而危及生命，或需手术治疗。故应注意健脾、柔肝调理、饮食卫生、外出安全，以保健康。农历2、3、4、6、7月应小心。

### 时相分析

己卯、己酉年初之气出生时相框架为：

$$
\begin{array}{c}
28 \\
126 \\
126 \vee \\
410 \\
115
\end{array}
$$

呈风湿燥热之禀气。

遇壬辰年初之气、三之气风寒湿热之禀气，及二之气、五之气风寒湿热之禀气，易产生金木土水火相克侮刑之疾患，甚者危及生命。故应注意补肾、健脾、柔肝、润肺、清热、祛风、化湿调理，以保健康。

遇壬辰年四之气、终之气风寒湿之禀气，易产生金木土水相克侮刑之疾患。故应注意补肾、健脾、柔肝、润肺、祛风、化湿调理，以保健康。

### 1939 年二之气出生者

易患心、肺、脑、肾、心脑血管、呼吸、消化、泌尿系统等疾患，甚者易因心、肺、脑、肾病、心脑血管意外、肿瘤危及生命，或需手术治疗，更甚者不治，故应注意补肾、柔肝、润肺、养心调理，以保延年。农历 2、5、8、11 月应小心。

### 1969 年二之气出生者

易患心、脑、肾、心脑血管、消化、泌尿、生殖系统等疾患，甚者易因心、脑、肾病、心脑血管意外、肿瘤危及生命或需手术治疗。故应注意补肾、健脾、柔肝调理，以保健康。农历 2、6、7、9、10、11 月应小心。

### 1999 年二之气出生者

易患消化、泌尿系统等疾患，甚者易因流行性、传染性、突发性疾患而危及生命。故应注意补肾、健脾、养心调理、饮食卫生、外出安全，以保健康。农历 2、5、9、10、11 月应小心。

### 时相分析

己卯、己酉年二之气出生时相框架为：

$$
\begin{array}{c}
28 \\
17 \\
126 \ \text{V} \\
115 \\
115
\end{array}
$$

呈湿燥热之禀气。

遇壬辰年初之气、三之气风寒湿热之禀气，及二之气、五之气风寒湿燥热之禀气，易产生金木土水火相克侮刑之疾患，甚者危及生命。故应注意补肾、健脾、柔肝、润肺、泻火、熄风、化湿调理，以保健康。

遇壬辰年四之气、终之气风寒湿之禀气，易产生金木土水火相克刑侮之疾患，甚者危及生命，故应注意补肾、柔肝、健脾、润肺、清热、祛风、化湿调理，以保健康。

### 1939 年三之气出生者

易患心、肾、脑、心脑血管、消化、泌尿、生殖系统等疾患，甚者易因心、肾、脑病、心脑血管意外、肿瘤危及生命，或需手术治疗，故应注意补肾、健脾、养心调理，以保健康。农历 5、6、7、9、10、11 月应小心。

### 1969 年三之气出生者

易患消化、生殖系统、腰腿等疾患，甚者危及生命或需手术治疗，故应注意补肾、健脾调理，以保健康。农历 1、6、7、9、10、12 月应小心。

### 1999 年三之气出生者

易患消化、泌尿系统等疾患，甚者易因流行性、传染性、突发性疾病危及生命。故应注意补肾、柔肝、养心调理、饮食卫生、外出安全，以保健康。农历 2、5、11 月应小心。

**时相分析**

己卯、己酉年三之气出生时相框架为：

$$
\begin{array}{|l}
28 \\
28 \\
126 \vee \\
17 \\
115 \\
\end{array}
$$

呈湿燥热之禀气。

遇壬辰年初之气、三之气风寒湿热之禀气，及二之气、五之气风寒湿燥热之禀气，易产生金木土水火相克侮刑之疾患，甚者危及生命。故应注意补肾、健脾、柔肝、润肺、泻火、熄风、化湿调理，以保健康。

遇壬辰年四之气、终之气风寒湿之禀气，易产生金木土水火相克侮刑之疾患。故应注意补肾、健脾、柔肝、润肺、清热、祛风、化湿调理，以保健康。

### 1939 年四之气出生者

注意补肾、健脾、润肺调理，以保健康。6、7、8、11 月应小心。

### 1969 年四之气出生者

易患脑、肾、肺、呼吸、消化、泌尿系统、腰等疾患。故应注意补肾、润肺调理，以保健康。农历 8、9、10、11 月应小心。

### 1999 年四之气出生者

易患脑、肾、消化、泌尿系统等疾患，故应注意补肾、健脾、养心调理，以保健康。农历 5、6、11 月应小心。

**时相分析**

己卯、己酉年四之气出生时相框架为：

$$
\begin{array}{c}
28 \\
39 \\
126 \lor \\
126 \\
115
\end{array}
$$

呈寒湿燥热之禀气。

遇壬辰年初之气、三之气风寒湿热之禀气，及二之气、五之气风寒湿燥热之禀气，易产生金木土水火相克侮刑之疾患，甚者危及生命。故应注意补肾、柔肝、润肺、健脾、清热、祛风、化湿调理，以保健康。

遇壬辰年四之气、终之气风寒湿之禀气，易产生金木土水火相克刑侮之疾患。故应注意补肾、健脾、柔肝、祛风、化湿调理，以保健康。

### 1939 年五之气出生者

注意健脾、柔肝调理，以保健康。农历 1、3、4、12 月应小心。

### 1969 年五之气出生者

易患心、心脑血管、呼吸、消化系统等疾患。故应注意柔肝、润肺调理，以保健康。农历 2、3、4、8 月应小心。

### 1999 年五之气出生者

易患脑、肾、呼吸、消化、泌尿系统等疾患。故应注意补肾、润肺、养心调理、饮食卫生、外出安全，以保健康。农历 5、8、11 月应小心。

**时相分析**

己卯、己酉年五之气出生时相框架为：

$$\begin{array}{c|} 28 \\ 410 \\ 126\ \text{V} \\ 28 \\ 115 \end{array}$$

呈风湿燥热之禀气。

遇壬辰年初之气、三之气风寒湿热之禀气，及二之气、五之气风寒湿燥热之禀气，易产生金木土水火相克侮刑之疾患，甚者危及生命。故应注意补肾、健脾、柔肝、润肺、清热、祛风、化湿调理，以保健康。

遇壬辰年四之气、终之气风寒湿之禀气，易产生金木、水土相克侮刑之疾患。故应注意补肾、健脾、柔肝、润肺、祛风、化湿调理，以保健康。

**1939 年终之气出生者**

易患心脑血管、消化、生殖系统、腰等疾患，甚者易因心脑血管意外、肿瘤危及生命，或需手术治疗，或瘫痪。故应注意补肾、健脾、柔肝调理，以保健康。农历 3、4、6、7、9、10 月应小心。

**1969 年终之气出生者**

易患心、心脑血管、消化、生殖系统等疾患，甚者危及生命，或需手术治疗。故应注意健脾、柔肝调理，以保健康。农历 2、3、4、6、7 月应小心。

**1999 年终之气出生者**

注意补肾、健脾、柔肝、润肺调理、饮食卫生、外出安全，以保健康。农历 1、2、8、12 月就小心。

**时相分析**

己卯、己酉年终之气出生时相框架为：

$$\begin{array}{c|} 28 \\ 115 \\ 126\ \text{V} \\ 39 \\ 115 \end{array}$$

呈寒湿燥热之禀气。

遇壬辰年初之气、三之气风寒湿热之禀气，及二之气、五之气风寒湿燥热之禀气，易产生风寒湿燥热之禀气，易产生金木土水火相克侮刑之疾患，甚者危及生命。故应注意补肾、健脾、柔肝、润肺、清热、祛风、化湿调理，以保健康。

遇壬辰年四之气、终之气风寒湿之禀气，易产生金木土水火相克侮刑之疾患。故应注意补肾、健脾、柔肝、润肺、清热、祛风、化湿调理，以保健康。

己巳、己亥年（1929 年、1959 年、1989 年）在 2012 年的健康时相

### 1929 年初之气出生者

注意健脾、柔肝调理，以保健康。农历 3、4、6、7 月应小心。

### 1959 年初之气出生者

易患心、肺、心脑血管、呼吸、消化系统等疾患，甚者危及生命，或需手术治疗。故应注意柔肝、润肺、养心调理，以保健康。农历 2、5、8 月就小心。

### 1989 年初之气出生者

注意补肾、健脾、柔肝调理、饮食卫生、外出安全，以保健康。农历 1、3、4、6、7、9、10 月应小心。

### 时相分析

己巳、巳亥年初之气出生时相框架为：

$$
\begin{array}{c}
410 \\
28 \\
126 \vee \\
410 \\
17
\end{array}
$$

呈风湿燥热之禀气。

遇壬辰年初之气、三之气风寒湿热之禀气，及二之气、五之气风寒湿燥热之禀气，四之气、终之气风寒湿之禀气，易产生金木土水火相克侮刑之疾患。故应注意补肾、健脾、柔肝、润肺、清热、祛风、化湿调理，以保健康。

**1929 年二之气出生者**

易患肺、心脑血管、呼吸、消化系统等疾患，甚者危及生命，或需手术治疗。故应注意柔肝、润肺调理，以保健康。农历 3、4、8 月应小心。

**1959 年二之气出生者**

注意补肾、健脾、柔肝调理，以保健康。农历 2、3、4、6、7、11 月应小心。

**1989 年二之气出生者**

易患脑、肾、消化、泌尿、生殖系统、腰腿等疾患。故应注意补肾、健脾、柔肝调理、饮食卫生、外出安全，以保健康。农历 1、3、4、9、10、11、12 月应小心。

**时相分析**

己巳、巳亥年二之气出生时相框架为：

$$
\begin{array}{c}
410 \\
\hline
39 \\
126 \vee \\
115 \\
17
\end{array}
$$

呈风寒湿热之禀气。

遇壬辰年初之气、三之气风寒湿热之禀气，易产生木土水火相克侮之疾患。故应注意补肾、健脾、柔肝、泻火、熄风、化湿调理，以保健康。

遇壬辰年二之气、五之气风寒湿燥热之禀气，易产生金木土水火相克侮刑之疾患。故应注意补肾、健脾、柔肝、润肺、清热、祛风、化湿调理，以保健康。

遇壬辰年四之气、终之气风寒湿之禀气，易产生木土水火相克侮刑之疾患，故应注意补肾、健脾、柔肝、清热、祛风、化湿调理，以保健康。

**1929 年三之气出生者**

易患心肺、呼吸、消化系统等疾患；甚者危及生命或需手术治疗。故应注意润肺、养心调理，以保健康。农历 5、8 月应小心。

**1959 年三之气出生者**

易患心、心脑血管、消化、生殖系统等疾患，甚者危及生命或需手术治疗。

故应注意健脾、柔肝调理，以保健康。农历1、3、4、5、6、7、12月应小心。谨防痛失配偶。

**1989 年三之气出生者**

注意柔肝、润肺、养心调理、饮食卫生、外出安全，以保健康。农历2、5月应小心。

**时相分析**

己巳、巳亥年三之气出生时相框架为：

```
        410
        410
        126 ∨
        17
        17
```

呈风湿热之禀气。

遇壬辰年初之气、三之气风寒湿热之禀气，易产生木土水火相克侮刑之疾患，甚者危及生命。故应注意补肾、健脾、柔肝、泻火、熄风、化湿调理，以保健康。

遇壬辰年二之气、五之气风寒湿燥热之禀气，易产生金木土水火相克侮刑之疾患。故应注意补肾、健脾、柔肝、润肺、泻火、熄风、化湿调理，以保健康。

遇壬辰年四之气、终之气风寒湿之禀气，易产生木土水火相克侮刑之疾患。故应注意补肾、健脾、柔肝、清热、祛风、化湿调理，以保健康。

**1929 年四之气出生者**

易患心脑血管、消化、生殖系统、腿等疾患，甚者易因心脑血管意外、肿瘤危及生命，或需手术治疗。故应注意健脾、柔肝调理，以保健康。农历1、3、4、6、7、12月应小心。

**1959 年四之气出生者**

易患心脑血管、肺、呼吸、消化、生殖系统等疾患，甚者易因心脑血管意外、肺病、肿瘤危及生命或需手术治疗。故应注意健脾、柔肝、润肺调理，以保健康。农历3、4、6、7、8、9、10月应小心。

**1989 年四之气出生者**

易患心、消化、生殖系统等疾病，甚者易因心脏病、肿瘤危及生命，或需手术治疗。故应注意补肾、健脾、养心调理，以保健康。农历1、5、6、7、12月应小心。

**时相分析**

己巳、己亥年四之气出生时相框架为：

$$
\begin{array}{|c}
410 \\
115 \\
126 \vee \\
126 \\
17
\end{array}
$$

呈风湿热之禀气。

遇壬辰年初之气、三之气风寒湿热之禀气，易产生木土水火相克侮之疾患，甚者危及生命。故应注意补肾、健脾、柔肝、泻火、熄风、化湿调理，以保健康。

遇壬辰年二之气、五之气风寒湿燥热之禀气，易产生金木土水火相克侮刑之疾患，甚者危及生命。故应注意补肾、健脾、柔肝、润肺、清热、祛风、化湿调理，以保健康。

遇壬辰年四之气、终之气风寒湿之禀气，易产生木土水火相克侮刑之疾病。故应注意补肾、健脾、柔肝、清热、祛风、化湿调理，以保健康。

**1929 年五之气出生者**

易患心、肺、呼吸、消化、生殖系统、腰等疾患。故应注意补肾、健脾、柔肝、润肺调理，以保健康。农历2、6、7、8、9、10月应小心。不宜外出旅游。

**1959 年五之气出生者**

易患心、心脑血管、消化系统、腿等疾患。故应注意健脾、柔肝、养心调理，以保健康。农历1、3、4、5、12月应小心。

**1989 年五之气出生者**

易患心、脑、肾、消化、泌尿系统等疾患。故应注意补肾、健脾、柔肝调理，以保健康。农历1、2、9、10、12月应小心。

**时相分析**

己巳、己亥年五之气出生时相框架为：

$$
\begin{array}{l}
410 \\
126 \\
126\ \vee \\
28 \\
17
\end{array}
$$

呈风湿燥热之禀气。

遇壬辰年初之气、三之气风寒湿热之禀气，易产生木土水火相克侮之疾患，甚者危及生命。故应注意补肾、柔肝、健脾、泻火、熄风、化湿调理，以保健康。

遇壬辰年二之气、五之气风寒湿燥热之禀气，易产生金木土水火相克侮刑之疾患。故应注意补肾、健脾、柔肝、润肺、清热、祛风、化湿调理，以保健康。

遇壬辰年四之气、终之气风寒湿之禀气，易产生木土水相克侮刑之疾患。故应注意补肾、健脾、柔肝、祛风、化湿调理，以保健康。

**1929 年终之气出生者**

注意补肾、健脾调理，以保健康。农历 1、6、7、9、10、11、12 月应小心。谨防惊吓致病。

**1959 年终之气出生者**

易患脑、肾、肺、心脑血管、呼吸、消化系统等疾患。故应注意补肾、柔肝、润肺调理，以保健康。农历 3、4、8、11 月应小心。谨防外出生病。

**1989 年终之气出生者**

易患脑、肺、肾、呼吸、消化、泌尿系统、腰腿等疾患。故应注意补肾、健脾、润肺调理，以保健康。农历 1、8、9、10、11、12 月应小心。

**时相分析**

己巳、己亥年终之气出生时相框架为：

$$
\begin{array}{l}
410 \\
17 \\
126\ \vee \\
39 \\
17
\end{array}
$$

呈风寒湿热之禀气。

遇壬辰年初之气、三之气风寒湿热之禀气，易产生木土、水火相克侮刑之疾患。故应注意补肾、健脾、柔肝、泻火、熄风、化湿调理，以保健康。

遇壬辰年二之气、五之气风寒湿燥热之禀气，易产生金木土水火相克侮刑之疾患。故应注意补肾、健脾、柔肝、润肺、清热、祛风、化湿调理，以保健康。

遇壬辰年四之气、终之气风寒湿之禀气，易产生木土水火相克侮刑之疾患。故应注意补肾、健脾、柔肝、清热、祛风、化湿调理，以保健康。

### 庚子、庚午年（1930 年、1960 年、1990 年）在 2012 年的健康时相

#### 1930 年初之气出生者

易患心脑血管、呼吸、消化、生殖系统等疾患，甚者易因中风或肿瘤需手术治疗，或危及生命。农历 3、4、6、7、8 月应小心。

#### 1960 年初之气出生者

注意柔肝、润肺调理，以保健康。农历 2、3、4、8 月应小心。

#### 1990 年初之气出生者

易患呼吸、消化、生殖系统、腰腿等疾患，甚者需手术治疗，或危及生命。农历 1、6、7、8、9、10、12 月应小心。

#### 时相分析

庚子、庚午初之气出生者时相框架为：

$$
\begin{array}{c}
115 \\
39 \\
28\ \wedge \\
410 \\
28
\end{array}
$$

呈风寒燥热之禀气。

遇壬辰年初之气风寒湿热之禀气，易产生金木水火相克侮的疾患，尤其是 1990 年出生者，更易患危及生命的疾病。

遇壬辰年二之气风寒湿燥热之禀气，易产生金木水火相克侮之疾患。1930年出生者更易患危及生命之疾患。

遇壬辰年三之气风寒湿热之禀气，易产生金木水火相克侮之病患，1930、1960年出生者易患危及生命之疾病。

遇壬辰年四之气风寒湿之禀气，易产生金木水相克侮之疾患。1930、1990年出生者更易患危及生命之疾患。

遇壬辰年五之气风寒湿燥热之禀气，易产生金木火水相生克侮之疾患。1930、1990年出生者更易患危及生命之疾患。

遇壬辰终之气风寒湿之禀气，易产生金木土水相克侮之疾患。1990年出生者更易患危及生命的疾患。

**1930 年二之气出生者**

易患肺、心、心脑血管、呼吸系统、消化系统，腰等疾患，甚者易因心脏病、中风、肿瘤危及生命，或需手术治疗。故应注意补肾、柔肝、润肺调理，及外出安全，以保延年。农历2、5、8、9、10月应小心。

**1960 年二之气出生者**

易患心、消化、生殖、腰、四肢关节等疾患，甚者因心脏病，肿瘤危及生命或需手术治疗。故应注意补肾、柔肝、健脾调理，及注意休息，以保健康。农历1、2、5、6、7、12月应小心。

**1990 年二之气出生者**

易患呼吸、消化、泌尿、生殖系统疾患，甚者危及生命或需手术治疗。故应注意补肾、柔肝、润肺调理，防风保暖、饮食卫生、外出安全，以保健康。农历3、4、8、9、10、11月应小心。

**时相分析**

庚子、庚午年二之气时相框架为：

```
            115
            410
         28 ∧
            115
            28
```

呈风火燥之禀气。

遇壬辰年初之气风寒湿热之禀气，易患风火相煽克金之疾患，甚者危及生命，1930、1960年出生者小心。

遇壬辰年二之气风寒湿燥热之禀气，易产生金木土水火相克侮之疾患，甚者危及生命。

遇壬辰年三之气风寒湿热之禀气，易产生风火相煽克金之疾患，甚者危及生命。

遇壬辰年四之气风寒湿之禀气，易产生金木相克侮之疾患，1960年出生者应小心。

遇壬辰年五之气风寒湿燥热之禀气，易产生金木火相生克侮之疾患，1930、1990年出生者应小心。

遇壬辰终之气风寒湿之禀气，易产生金木相克侮之疾患。

### 1930年三之气出生者

易患呼吸消化系统、腰腿等疾患，甚者因患癌症而危及生命，或需手术治疗。故应注意补肾、健脾、柔肝调理，以保延年。农历1、8、9、10、12月应小心。

### 1960年三之气出生者

易患心、肺、呼吸、消化系统、四肢等疾患。故应注意健脾、柔肝、润肺调理，以保健康。农历1、2、8、12月应小心。

### 1990年三之气出生者

易患心脑、消化、泌尿、生殖系统等疾患，甚者危及生命或需手术治疗。故应注意补肾、柔肝、健脾、养心调理，以保健康。农历2、5、9、10、11月应小心。

### 时相分析

庚子、庚午年三之气出生时相框架为：

$$\begin{array}{c|c} & 115 \\ & 115 \\ & 28 \wedge \\ & 17 \\ & 28 \end{array}$$

呈火燥之禀气。

遇壬辰年初之气风寒湿热之禀气，易产生风火相煽克金之疾患。

遇壬辰年二之气风寒湿燥热之禀气，易产生金木火相克侮之疾患。

遇壬辰年三之气风寒湿热之禀气，易产生金木火相克侮之疾患，甚者危及生命。

遇壬辰年四之气风寒湿之禀气，易产生金木土相克侮之疾患。

遇壬辰年五之气风寒湿燥热之禀气，易产生木火金相克侮之疾患，甚者危及生命。

遇壬辰终之气风寒湿之禀气，易产生金木土相克侮之疾患。

**1930 年四之气出生者**

易患心、心脑血管、消化、生殖系统等疾患，甚者易因心脏病、心脑血管意外，肿瘤危及生命，或需手术治疗。故应注意补肾、健脾、养心调理，以保健康。农历 1、5、9、10、12 月应小心。

**1960 年四之气出生者**

注意健脾、柔肝、润肺调理，以保健康。农历 1、2、3、4、8、12 月应小心。

**1990 年四之气出生者**

注意补肾、柔肝调理，防风保暖、外出安全、饮食卫生，以保健康。农历 2、3、4、9、10 月应小心。

**时相分析**

庚子、庚午年四之气出生时相框架为：

```
              115
              126
              28 ∧
              126
              28
```

呈湿燥火之禀气。

遇壬辰年初之气风寒湿热之禀气，易产生金木土水火相克侮刑之疾患。

遇壬辰年二之气风寒湿燥热之禀气，易产生金土相生刑之疾患。

遇壬辰年三之气风寒湿热之禀气，易产生金火水土相克侮刑之疾患，甚者危及生命。

遇壬辰年四之气风寒湿之禀气，易产生水土相克侮之疾患。

遇壬辰年五之气风寒湿燥热之禀气，易产生金木土水火相克侮刑之疾患。

遇壬辰终之气风寒湿之禀气，易产生水土相克侮之疾患。

### 1930 年五之气出生者

注意补肾、养心调理，以保健康。农历 5、11 月应小心。

### 1960 年五之气出生者

易患心、心脑血管、呼吸、消化系统、四肢等疾病。故应注意健脾、柔肝、润肺调理，以保健康。农历 1、2、8、12 月应小心。

### 1990 年五之气出生者

易患心、肺、脑、泌尿、生殖、呼吸系统等疾患，甚者危及生命或需手术治疗，故应注意补肾、润肺、养心调理，以保健康。农历 5、8、9、10、11 月应小心。

### 时相分析

庚子、庚午年五之气出生时相框架为：

$$
\begin{array}{c}
115 \\
17 \\
28\ \wedge \\
28 \\
28
\end{array}
$$

呈燥火之禀气。

遇壬辰年初之气风寒湿热之禀气，易产生木火金相克侮之疾患。

遇壬辰年二之气风寒湿燥热之禀气，易产生火金相克侮之疾患。

遇壬辰年三之气风寒湿热之禀气，易产生金火相克侮之疾患，甚者危及生命。

遇壬辰年四之气风寒湿之禀气，易产生土火金水相生刑克之疾患。

遇壬辰年五之气风寒湿燥热之禀气，易产生金火相克侮之疾患。

遇壬辰终之气风寒湿之禀气，易产生火土金水相生刑克之疾患。

1930 年终之气出生者

注意补肾、健脾、养心调理，以保健康。农历 5、6、7、8、9、10 月应小心。

1960 年终之气出生者

易患心脑血管、呼吸、消化、生殖系统、腿等疾患。故应注意补肾、健脾、柔肝、润肺调理，以保健康。农历 1、3、4、6、7、8、12 月应小心。

1990 年终之气出生者

易患呼吸、消化系统、腿、皮肤等疾患，故应注意健脾、润肺、养心调理，以保健康。

**时相分析**

庚子、庚午年终之气出生者时相框架为：

$$
\begin{array}{|c|}
115 \\
28 \\
28 \wedge \\
39 \\
28
\end{array}
$$

呈寒燥热之禀气。

遇壬辰年初之气、三之气风寒湿热之禀气，易产生金木水土相克侮之疾患。

遇壬辰年二之气、五之气风寒湿燥热之禀气，易产生金木火水相克侮之疾患。

遇壬辰年四之气、终之气风寒湿之禀气，易产生金木水土相克侮刑之疾患。


庚寅、庚申年（1950 年、1980 年、2010 年）在 2012 年的健康时相

1950 年初之气出生者

易患心、心脑、消化、生殖系统、腿等疾患，甚者需手术治疗。故应注意健脾、养心调理，以保健康。农历 1、5、6、7、12 月应小心，

1980 年初之气出生者

易患心、心脑血管、消化、生殖系统、腰、四肢等疾患。故应注意补肾、健脾、柔肝调理，以保健康。农历 1、2、9、10、12 月应小心。

**2010 年初之气出生者**

易患流感、支气管肺炎、肠胃炎，甚者者因急惊风或突发性疾病危及生命。故应注意补肾、柔肝、养心调理、防风寒、饮食卫生、外出安全、以保健康。农历 3、4、5、11 月应小心。

**时相分析**

庚寅、庚申年初之气出生时相框架为：

$$
\begin{array}{c}
17 \\
115 \\
28 \wedge \\
410 \\
410
\end{array}
$$

呈风热燥之禀气。

遇壬辰年初之气、三之气风寒湿热之禀气，易产生金木火相生克侮刑之疾患，甚者危及生命。

遇壬辰年二之气、五之气风寒湿燥热之禀气，易产生金木火相生克侮刑之疾患。故此时应注意柔肝、清心、润肺调理，以保健康。

遇壬辰年四之气、终之气风寒湿之禀气，易产生金木火水土相生克侮刑之疾患。此时应注意补肾、健脾、柔肝、润肺、清心调理，以保健康。

**1950 年二之气出生者**

易患心脑血管、消化、生殖系统、四肢关节等疾患。故应注意健脾、柔肝调理，以保健康。农历 1、2、3、4、6、7、12 月应小心。

**1980 年二之气出生者**

易患心、肺、呼吸、消化系统、皮肤、腰等疾患。农历 2、5、8、9、10 月应小心。注意补肾、柔肝、润肺、养心调理，以保健康。

**2010 年二之气出生者**

易患呼吸、消化综合性疾患，甚者易因急惊风，或流行性传染病而危及生命。故应注意健脾、柔肝、清心调理，防风湿寒，饮食卫生、外出安全，以保健康。农历 2、5、6、7 月应小心。

**时相分析**

庚寅、庚申年二之气出生时相框架为：

$$
\begin{array}{c}
17 \\
126 \\
28 \wedge \\
115 \\
410
\end{array}
$$

呈风火湿燥之禀气。

遇壬辰年初之气、三之气风寒湿热之禀气，易产生风火相煽、寒湿交争之疾患。故此时应注意补肾、健脾、柔肝、清热、祛风、化湿调理，防风寒湿，以保健康。

遇壬辰年二之气、五之气风寒湿燥热之禀气，易产生金木火相克侮刑之疾患，此时应注意补肾、健脾、柔肝、清热、祛风、化湿调理，以保健康。

遇壬辰年四之气、终之气风寒湿之禀气，易产生金木土水火相克侮之疾患。故此时应注意补肾、健脾、柔肝、润肺、祛风、化湿调理及防风湿寒，以保健康。

**1950 年三之气出生者**

易患心、肺、脑、心脑血管、呼吸、消化、泌尿、生殖系统等疾患。故应注意补肾、柔肝、润肺、养心调理，以保健康。农历 2、8、11 月应小心。

**1980 年三之气出生者**

易患心肺、心脑血管、呼吸、消化系统、皮肤等疾患，甚者易因患心脏病、肿瘤而危及生命，甚者需手术治疗。农历 2、5、8 月应小心。有人易因误诊而加重病情。

**2010 年三之气出生者**

易患感冒、高热不退等疾患，甚者易因脑、脊髓疾患而影响腰腿正常发育。

**时相分析**

庚寅、庚申年三之气出生时相框架为：

$$
\begin{array}{c}
17 \\
17 \\
28 \wedge \\
17 \\
410
\end{array}
$$

呈风火燥之禀气。

遇壬辰年初之气、三之气风寒湿热之禀气，易产生风火相煽、寒湿燥交争之疾患，甚者危及生命。故应注意补肾、健脾、柔肝、泻火、祛风、化湿调理，以保健康。

遇壬辰年二之气、五之气风寒湿燥热之禀气，易产生风火燥相克侮刑，寒湿交争之疾患。故此时应注意补肾、健脾、柔肝、润肺、清热、祛风、化湿调理，以保健康。

遇壬辰年四之气、终之气风寒湿之禀气，易产生金木水土火相克侮刑之疾患。此时应注意补肾、健脾、柔肝、清热、祛风、化湿调理，防风寒湿，以保健康。

### 1950 年四之气出生者

注意补肾、健脾、柔肝、润肺调理，以保健康。农历 2、6、7、8、11 月应小心。

### 1980 年四之气出生者

注意补肾、健脾、柔肝调理，以保健康。农历 1、3、4、9、10、12 月应小心。

### 2010 年四之气出生者

注意补肾、柔肝、润肺调理、饮食卫生、外出安全、防风寒侵体，以保健康。农历 3、4、8、9、10、11 月应小心。

### 时相分析

庚寅、庚申年四之气出生时相框架为：

$$
\begin{array}{c|c}
& 17 \\
& 28 \\
& 28 \wedge \\
& 126 \\
& 410
\end{array}
$$

呈风燥湿热之禀气。

遇壬辰年初之气、三之气风寒湿热之禀气，易产生金木土水火相克侮之疾患。故此时应注意补肾、健脾、柔肝、润肺、泻火、祛风、化湿调理，以保健康。

遇壬辰年二之气、五之气风寒湿燥热之禀气，易产生金木土水火相克侮刑之疾患。故此时应注意补肾、健脾、柔肝、润肺、清热、祛风、化湿调理，以保健康。

遇壬辰年四之气、终之气风寒湿之禀气，易产生木金土水火相侮刑之疾患。故应注意补肾、健脾、柔肝、润肺、祛风、化湿调理，以保健康。

### 1950 年五之气出生者

易患心脑、心脑血管、泌尿、生殖系统等疾患，甚者因心脏病、心脑血管意外、肿瘤危及生命。或需手术治疗，或瘫痪。故应注意补肾、健脾、养心调理，以保健康。农历 5、11 月应小心。

### 1980 年五之气出生者

易患心肺、心脑血管、呼吸、消化系统等疾患，甚者易因心肺病、心脑血管意外，肿瘤而危及生命。或需手术治疗。故应注意柔肝、润肺、养心调理，以保健康。农历 2、5、8 月应小心。

### 2010 年五之气出生者

易患消化系统、腿等疾患，甚者易因传染性、流行性、突发性疾病，或急惊风而危及生命。故应注意健脾、柔肝调理，以保延年。农历 1、3、4、6、7、12 月应小心。

### 时相分析

庚寅、庚申年五之气出生时相框架为：

$$
\begin{array}{c}
115 \\
17 \\
28 \wedge \\
28 \\
28
\end{array}
$$

呈风燥火之禀气。

遇壬辰年初之气、三之气风寒湿热之禀气，易产生风火相煽与金相克侮之疾患。甚者危及生命。此时应注意柔肝、润肺、泻火、祛风调理，以保健康。

遇壬辰年二之气、五之气风寒湿燥热之禀气，易产生金木火相克生侮之疾患，甚者危及生命。故此时应注意柔肝、润肺、清热、祛风调理，以保健康。

遇壬辰年四之气、终之气风寒湿之禀气，易产生金木土水火相克侮之疾患。故此时应注意补肾、健脾、柔肝、润肺、清热、祛风、化湿调理，以保健康。

**1950 年终之气出生者**

易患心脑血管、呼吸、消化系统、腰等疾患，甚者易因心脑血管意外，或肿瘤危及生命，或需手术治疗。故应注意补肾、健脾、柔肝、润肺调理，以保健康。农历3、4、6、7、8、9、10月应小心。有人易成为植物人。

**1980 年终之气出生者**

易患心、消化系统、腰腿等疾患。故应注意补肾、健脾、养心调理，以保健康。农历1、5、9、10、12月应小心。

**2010 年终之气出生者**

易患脑、呼吸、消化、泌尿系统等疾患，甚者易因流行性、传染性、突发性疾病危及生命。故应注意补肾、健脾、润肺调理、饮食卫生、外出安全、防风寒湿邪侵体，以保健康。农历1、8、11、12月应小心。

**时相分析**

庚寅、庚申年终之气时相框架为：

$$
\begin{array}{|l}
115 \\
28 \\
28\ \wedge \\
39 \\
28
\end{array}
$$

呈寒燥热之禀气。

遇壬辰年初之气、三之气风寒湿热之禀气，易产生木火金水相克侮刑之疾患，甚者危及生命。

遇壬辰年二之气、五之气风寒湿燥热之禀气，易产生金克木刑土，水火相克侮之疾患，甚者危及生命。故应注意补肾、健脾、柔肝、润肺、清热、祛风、化湿调理，以保健康。

遇壬辰年四之气、终之气风寒湿之禀气，易产生金木土水相克侮之疾患。故应注意补肾、柔肝、健脾、润肺、祛风、化湿调理，以保健康。

庚辰、庚戌年（1940年、1970年、2000年）在2012年的健康时相

### 1940年初之气出生者

易患心肺、心脑血管、呼吸、消化系统、关节等疾患，甚者易因心脏病、肿瘤危及生命，或需手术治疗。故应注意健脾、柔肝、润肺调理，以保健康。农历1、2、8、12月应小心。

### 1970年初之气出生者

易患脑、心脑血管、消化、生殖、泌尿系统、腰等疾患，甚者易因心脏病、肾病、肿瘤危及生命，或需手术治疗，或不治，故应注意补肾、健脾调理，以保健康。农历6、7、9、10、11月应小心。

### 2000年初之气出生者

易患消化、泌尿系统疾患，甚者易因流行性、传染性、突发性疾病危及生命。故应注意补肾、健脾、柔肝调理、饮食卫生、外出安全、防风寒湿邪侵体。农历2、3、4、11月应小心。

### 时相分析

庚辰、庚戌年初之年气出生时相框架为：

$$
\begin{array}{l}
39 \\
17 \\
28 \wedge \\
410 \\
126
\end{array}
$$

呈风寒湿燥热之禀气。

遇壬辰年初之气、三之气风寒湿热之禀气，及二之气、五之气风寒湿燥热之禀气，易产生金木水火相克侮之疾病，甚者危及生命。故应注意补肾、柔肝、润肺、泻火、熄风调理，以保健康。

遇壬辰年四之气、终之气风寒湿之禀气，易产生金木土水火相克侮刑之疾病。故应注意补肾、健脾、柔肝、润肺、清热、祛风、化湿调理，以保健康。

### 1940年二之气出生者

易患心脑血管、脑、消化、泌尿、生殖系统、腰腿等疾患，甚者易因心脑

血管意外、肿瘤危及生命，或需手术治疗。故应注意补肾、健脾调理，以保健康。农历1、9、10、11、12月应小心。

### 1970年二之气出生者

注意健脾、润肺调理，以保健康。农历6、7、8月应小心。

### 2000年二之气出生者

注意补肾、健脾、养心调理，以保健康。农历1、3、4、5、11、12月应小心。

### 时相分析

庚辰、庚戌年二之气出生时相框架为：

$$
\begin{array}{|l}
\quad 39 \\
\quad 28 \\
\quad 28 \wedge \\
\quad 115 \\
\quad 126
\end{array}
$$

呈寒湿燥热之禀气。

遇壬辰年初之气、三之气风寒湿热之禀气，及二之气、五之气风寒湿燥热之禀气，易产生金木土水火相克侮刑之疾患。故应注意补肾健脾、柔肝、润肺、清热、祛风、化湿调理，以保健康。

遇壬辰年四之气、终之气风寒湿之禀气，易产生金木土水相克侮刑之疾患。故应注意补肾、柔肝、健脾、润肺、祛风、化湿调理，以保健康。

### 1940年三之气出生者

易患心、心脑血管、消化系统等疾患，甚者易因心脏病、心脑血管意外、肿瘤危及生命，或需手术治疗。故应注意柔肝、养心调理，以保健康。农历2、3、4、5月应小心。

### 1970年三之气出生者

易患心、脑、肾、心脑血管、消化、泌尿系统、腰腿等疾患，甚者危及生命，或需手术治疗。故应注意补肾、健脾、柔肝、养心调理，以保健康。农历1、2、5、11、12月应小心。

### 2000年三之气出生者

易患呼吸、消化系统、皮肤、关节等疾患，甚者易因流行性、传染性疾病危及生命，故应注意健脾、柔肝、养心调理、饮食卫生、外出安全，以保健康。农历2、6、7、8月应小心。

**时相分析**

庚辰、庚戌年三之气出生时相框架为：

$$
\begin{array}{r}
39 \\
39 \\
28 \wedge \\
17 \\
126
\end{array}
$$

呈寒湿燥热之禀气。

遇壬辰年初之气、三之气风寒湿热之禀气，及二之气、五之气风寒湿燥热之禀气，易产生金木土水火相克侮刑之疾患，甚者危及生命。故应注意补肾、健脾、柔肝、润肺、泻火、熄风、化湿调理，以保健康。

遇壬辰年四之气、终之气风寒湿之禀气，易产生金木、土水相克侮刑之疾患。故应注意补肾、健脾、柔肝、润肺、祛风、化湿调理，以保健康。

**1940 年四之气出生者**

易患心、消化、生殖系统等疾患，甚者易因心脏病、肿瘤危及生命，或需手术治疗。故应注意健脾、养心调理，以保健康。农历5、6、7月应小心。

**1970 年四之气出生者**

注意补肾、健脾、养心调理，以保健康。农历1、5、6、7、9、10、12月应小心。

**2000 年四之气出生者**

易患呼吸、消化、生殖系统、皮肤等疾患，甚者易因传染性、流行性疾病危及生命。故应注意健脾、柔肝、润肺调理，以保健康。农历1、3、4、6、7、8、12月应小心。

**时相分析**

庚辰、庚戌年四之气出生时相框架为：

$$
\begin{array}{c}
39 \\
410 \\
28 \wedge \\
126 \\
126
\end{array}
$$

呈风寒湿燥之禀气。

遇壬辰年初之气、三之气风寒湿热之禀气，及二之气、五之气风寒湿燥热之禀气，易产生金木土水火相克侮刑之疾病，甚者危及生命。故应注意补肾、健脾、柔肝、润肺、清热、祛风、化湿调理，以保健康。

遇壬辰年四之气、终之气风寒湿之禀气，易产生金木土水相克侮刑之疾患，甚者危及生命。故应注意补肾、健脾、柔肝、润肺、祛风、化湿调理，以保健康。

**1940 年五之气出生者**

注意补肾、健脾、柔肝调理，以保健康。农历 2、3、4、6、7、9、10 月应小心。

**1970 年五之气出生者**

易患心脑肾、心脑血管、消化、泌尿系统、腰等疾患，甚者危及生命，或需手术治疗。故应注意补肾、柔肝、养心调理，以保健康。农历 2、5、9、10、11 月应小心。

**2000 年五之气出生者**

注意补肾、健脾、柔肝、润肺调理，饮食卫生、外出安全，以保健康。农历 1、3、4、8、11、12 月应小心。

**时相分析**

庚辰、庚申年五之气出生时相框架为：

$$
\begin{array}{c}
39 \\
115 \\
28 \wedge \\
28 \\
126
\end{array}
$$

呈寒湿燥热之禀气。

遇壬辰年初之气、三之气风寒湿热之禀气，及二之气、五之气风寒湿燥热之禀气，易产生金木土水火相克侮刑之疾患，甚者危及生命，故应注意补肾、健脾、柔肝、润肺、清热、祛风、化湿调理，以保健康。

遇壬辰年四之气、终之气风寒湿之禀气，易产生金木水土相克侮刑之疾患。故应注意补肾、健脾、柔肝、润肺、祛风、化湿调理，以保健康。

### 1940 年终之气出生者

易患肺、呼吸、消化、生殖系统、腰等疾患，甚者危及生命，或需手术治疗。故应注意补肾、健脾、润肺调理，以保健康。农历 6、7、8、9、10 月应小心。

### 1970 年终之气出生者

易患心、心脑血管、消化系统、四肢等疾患，甚者易因心脏病、心脑血管意外、肿瘤危及生命，或需手术治疗。故应注意健脾、柔肝、养心调理，以保健康。农历 1、2、3、4、5、12 月应小心。

### 2000 年终之气出生者

易患呼吸、消化、生殖系统、皮肤、腿等疾患。故应注意健脾、柔肝、润肺调理，饮食卫生、外出安全、防风寒湿邪侵体，以保健康。农历 1、5、6、7、8、12 月应小心。

### 时相分析

庚辰、庚戌年终之气出生时相框架为：

$$
\begin{array}{c}
39 \\
126 \\
28 \wedge \\
39 \\
126
\end{array}
$$

呈寒湿燥之禀气。

遇壬辰年初之气、三之气风寒湿热之禀气，及二之气、五之气风寒湿燥热之禀气，易产生金木土水火相克侮刑之疾患，甚者危及生命，故应注意补肾、健脾、柔肝、润肺、清热、祛风、化湿调理，以保健康。

遇壬辰年四之气、终之气风寒湿之禀气,易产生金木土水相克侮刑之疾患。故应注意补肾、健脾、柔肝、润肺、祛风、化湿调理,以保健康。

## 辛丑、辛未年(1931年、1961年、1991年)在2012年的健康时相

### 1931年初之气出生者

易患心脑、肾、肺、呼吸、消化、生殖、泌尿系统等疾患,甚者易因心、脑、肾、肺病、肿瘤危及生命,或需手术治疗。故应注意补肾、健脾、润肺、养心调理,以保延年。农历1、5、8、11、12月应小心。

### 1961年初之气出生者

易患心脑血管、消化、生殖系统等疾患,甚者危及生命或需手术治疗。故应注意健脾、柔肝调理,以保健康。农历3、4、6、7月应小心。

### 1991年初之气出生者

易患脑、肾、呼吸、消化、泌尿系统、皮肤等疾患。故应注意补肾健脾、柔肝、润肺调理、饮食卫生、外出安全,以保健康。农历3、4、6、7、8、11月应小心。

### 时相分析

辛丑、辛未初之气出生时相框架为:

$$\begin{array}{|l} 126 \\ 410 \\ 39 \vee \\ 410 \\ 39 \end{array}$$

呈风湿寒之禀气。

遇壬辰年初之气、三之气风寒湿热之禀气,易产生木土水火相克侮刑之疾患。故应注意补肾、健脾、柔肝、清热、祛风、化湿调理,以保健康。

遇壬辰年二之气、五之气风寒湿燥热之禀气,易产生金木土水火相克侮刑之疾患。故应注意补肾、柔肝、健脾、润肺、清热、祛风、化湿调理,以保健康。

遇壬辰年四之气、终之气风寒湿之禀气，易产生木土水相克侮刑之疾患。故应注意补肾、健脾、柔肝、祛风、化湿调理，以保健康。

**1931 年二之气出生者**

注意润肺、养心调理，以保健康。农历5、8月应小心。

**1961 年二之气出生者**

易患心肺、心脑血管、呼吸、消化系统、皮肤等疾患。故应注意柔肝、润肺调理，以保健康。农历2、3、4、8月应小心。

**1991 年二之气出生者**

易患心脑、肾、消化、泌尿、生殖系统等疾患，故应注意补肾、健脾、养心调理、饮食卫生、外出安全，以保健康。农历5、6、7、11月应小心。

**时相分析**

辛丑、辛未二之气出生时相框架为：

```
        126
        115
        39 ∨
        115
        39
```

呈寒湿热之禀气。

遇壬辰年初之气、三之气风寒湿热之禀气，易产生木土水火相克侮刑之疾患，故应注意补肾、健脾、柔肝、泻火、熄风、化湿调理，以保健康。

遇壬辰年二之气、五之气风寒湿燥热之禀气，易产生金木土水火相克侮刑之疾患，故应注意补肾、健脾、柔肝、润肺、清热、祛风、化湿调理，以保健康。

遇壬辰年四之气、终之气风寒湿之禀气，易产生木土水火相克侮刑之疾病，故应注意补肾、健脾、柔肝、清热、祛风、化湿调理，以保健康。

**1931 年三之气出生者**

易患脑、肾、心脑血管、消化、泌尿系统、腰等疾患，故应注意补肾、柔肝调理，以保健康。农历3、4、11月应小心。

**1961 年三之气出生者**

易患心、脑、肾、心脑血管、消化、泌尿系统、腰等疾患，甚者危及生命，或需手术治疗。故应注意补肾、柔肝调理，以保健康。农历2、3、4、9、10、11月应小心。

### 1991年三之气出生者

易患脑肾、消化、生殖系统、腰腿等疾患。故应注意补肾、健脾调理，以保健康。农历1、6、7、9、10、11、12月应小心。

### 时相分析

辛丑、辛未年三之气时相框架为：

$$
\begin{array}{|c|}
126 \\
126 \\
39\ \vee \\
17 \\
39
\end{array}
$$

呈寒湿热之禀气。

遇壬辰年初之气、三之气风寒湿热之禀气，易产生木木水土相克侮刑之疾患，甚者危及生命。故应注意补肾、健脾、柔肝、泻火、熄风、化湿调理，以保健康。

遇壬辰年二之气、五之气风寒湿燥热之禀气，易产生金木土水相克侮刑之疾患。故应注意补肾、健脾、柔肝、润肺、清热、祛风、化湿调理，以保健康。

遇壬辰年四之气、终之气风寒湿之禀气，易产生木土水火相克侮刑之疾患。故应注意补肾、健脾、柔肝、清热、祛风、化湿调理，以保健康。

### 1931年四之气出生者

注意补肾、健脾、柔肝调理，以保健康。农历1、3、4、9、10、11、12月应小心。

### 1961年四之气出生者

易患肾、脑、心脑血管、消化、泌尿系统等疾患，甚者危及生命，或需手术治疗。故应注意补肾、柔肝调理，以保健康。农历3、4、11月应小心。易患急重病。

### 1991年四之气出生者

易患消化、生殖系统疾患，甚者危及生命或需手术治疗。故应注意补肾、

健脾、柔肝调理、饮食卫生、外出安全，以保健康。农历 1、3、4、6、7、12 月
应小心。

**时相分析**

辛丑、辛未四之气出生时相框架为：

126

17

39 V

126

39

呈寒湿热之禀气。

遇壬辰年初之气、三之气风寒湿热之禀气，易产生木土水火相克侮刑之疾
患。甚者危及生命，故应注意补肾、健脾、柔肝、泻火、熄风、化湿调理，以
保健康。

遇壬辰年二之气、五之气风寒湿燥热之禀气，易产生金木土水火相克侮刑
之疾患。故应注意补肾、健脾、柔肝、润肺、清热、祛风、化湿调理，以保
健康。

遇壬辰年四之气、终之气风寒湿之禀气，易产生木土水火相克侮刑之疾病。
故应注意补肾、健脾、柔肝、清热、祛风、化湿调理，以保健康。

**1931 年五之气出生者**

易患心、脑、肺、肾、心脑血管、呼吸、消化、泌尿系统等疾患，甚者易
因心脑、肺、肾病、心脑血管意外、肿瘤危及生命，或需手术治疗，更甚者不
治。故应注意补肾、柔肝、润肺调理，以保健康。农历 2、3、4、8、11 月应
小心。

**1961 年五之气出生者**

易患肺、呼吸、生殖系统等疾患，甚者危及生命，或需手术治疗。故应注
意补肾、健脾、润肺调理，以保健康。农历 1、6、7、8、9、10、12 月应小心。

**1991 年五之气出生者**

注意健脾、柔肝、调理、饮食卫生、外出安全，以保健康。农历 1、2、3、
4、12 月应小心。

**时相分析**

辛丑、辛未年五之气时相框架为：

```
          126
           28
           39 ∨
           28
           39
```

呈寒湿燥之禀气。

遇壬辰年初之气、三之气风寒湿热之禀气，及二之气、五之气风寒湿燥热之禀气，易患金木土水火相克侮刑之疾患，甚者危及生命。故应注意补肾、柔肝、健脾、润肺、清热、祛风、化湿调理，以保健康。

遇壬辰年四之气、终之气风寒湿之禀气，易产生金木土水相克侮之疾患。故应注意补肾、健脾、柔肝、润肺、祛风、化湿调理，以保健康。

**1931 年终之气出生者**

注意健脾、柔肝、养心调理，以保健康。农历 2、3、4、5、6、7 月应小心。

**1961 年终之气出生者**

易患脑、肾、泌尿系统、腰等疾患，甚者危及生命或需手术治疗。故应注意补肾调理，以保健康。农历 9、10、11 月应小心。

**1991 年终之气出生者**

注意柔肝、养心调理、饮食卫生、外出安全，以保健康。农历 2、5 月应小心。

辛丑、辛未年终之气出生时相框架为：

```
          126
           39
           39 ∨
           39
           39
```

呈寒湿之禀气。

遇壬辰年初之气、三之气风寒湿热之禀气，易产生木土水火相克侮刑之疾患。故应注意补肾、健脾、柔肝、祛风、化湿调理，以保健康。

遇壬辰年二之气、五之气风寒湿燥热之禀气，易产生金木水火土相克侮刑之疾病，故应注意补肾、柔肝、健脾、润肺、清热、祛风、化湿调理，以保健康。

遇壬辰年四之气、终之气风寒湿之禀气，易产生木土水相克侮刑之疾患。故应注意补肾、健脾、柔肝、祛风、化湿调理，以保健康。

辛卯、辛酉年（1951 年、1981 年、2011 年）在 2012 年的健康时相

### 1951 年初之气出生者

易患心、脑、肾、心脑血管、消化、泌尿、生殖系统等疾患，甚者易因心、脑、肾病、心脑血管意外、肿瘤而危及生命，或需手术治疗。故应注意补肾、健脾、柔肝、养心调理，以保健康。农历 2、5、6、7、11 月应小心。

### 1981 年初之气出生者

易患心、脑、肾、消化、泌尿、生殖系统等疾患。故应注意补肾、健脾、养心调理，以保健康。农历 5、6、7、9、10、11 月应小心。不宜远行。

### 2011 年初之气出生者

注意健脾、柔肝、养心调理、饮食卫生、外出安全、防风寒湿邪侵体，以保健康。农历 2、3、4、5 月应小心。

### 时相分析

辛卯、辛酉年初之气出生时相框架为：

$$
\begin{array}{c}
28 \\
126 \\
39\ \mathrm{V} \\
410 \\
115
\end{array}
$$

呈风寒湿燥热之禀气。

遇壬辰年初之气、三之气风寒湿热之禀气，及二之气、五之气风寒湿燥热之禀气，易产生金木土水火相克侮刑之疾患。甚者危及生命。故应注意补肾、健脾、柔肝、润肺、清热、祛风、化湿调理，以保健康。

遇壬辰年四之气、终之气风寒湿之禀气，易产生木土水相克侮刑之疾患。故应注意补肾、健脾、柔肝、祛风、化湿调理，以保健康。

### 1951年二之气出生者

易患心脑血管、消化、生殖系统、腰等疾患。甚者易因心脑血管意外、肿瘤危及生命，或需手术治疗，更甚者不治。故应注意补肾、健脾、柔肝调理，以保健康。农历2、3、4、6、7、9、10月应小心。

### 1981年二之气出生者

注意补肾、健脾、柔肝、养心调理，以保健康。农历1、3、4、5、9、10、12月应小心。

### 2011年二之气出生者

易患脑、肺、肾、消化、泌尿系统等疾患。甚者危及生命，或需手术治疗，或因传染性、流行性、突发性疾病，或急惊风而危及生命，甚者不治。故应注意补肾、健脾、润肺调理、饮食卫生、外出安全、防风寒湿邪侵体，以保健康。农历6、7、8、11月应小心。

### 时相分析

辛卯、辛酉年二之气出生时相框架为：

$$
\begin{array}{c|}
28 \\
17 \\
39\ \mathrm{V} \\
115 \\
115 \\
\end{array}
$$

呈寒燥热之禀气。

遇壬辰年初之气、三之气风寒湿热之禀气，及二之气、五之气风寒湿燥热之禀气，易产生金木水火相克侮刑之疾患。甚者危及生命。故应注意补肾、柔肝、润肺、泻火、熄风调理，以保健康。

遇壬辰年四之气、终之气风寒湿之禀气，易产生木土、水火相克侮刑之疾病。故应注意补肾、健脾、柔肝、清热、祛风、化湿调理，以保健康。

### 1951年三之气出生者

注意补肾、柔肝调理，以保健康。农历2、3、4、9、10月应小心。

1981 年三之气出生者

易患呼吸、消化、生殖系统、腿等疾患。故应注意健脾、柔肝、润肺调理，以保健康。农历1、3、4、6、7、8、12 月应小心。

2011 年三之气出生者

易患高热不退、呼吸、消化系统等疾患，甚者易因流行性、传染性、突发性疾病，或急惊风而危及生命。故应注意健脾、柔肝、清热调理、饮食卫生、外出安全、防风寒湿邪侵体，以保健康。

时相分析

辛卯、辛酉年三之气时相框架为：

$$
\begin{array}{l}
28 \\
28 \\
39 \vee \\
17 \\
115
\end{array}
$$

呈寒燥热之禀气。

遇壬辰年初之气、三之气风寒湿热之禀气，及二之气、五之气风寒湿燥热之禀气，易产生金木水火相克侮刑之疾患。故应注意补肾、柔肝、润肺、泻火、熄风调理，以保健康。

遇壬辰年四之气、终之气风寒湿之禀气，易产生金木土水火相克侮刑之疾患。故应注意补肾、健脾、柔肝、润肺、清热、祛风、化湿调理，以保健康。

1951 年四之气出生者

易患脑、肾、泌尿、消化系统、腰腿等疾患。故应注意补肾、健脾调理，以保健康。

1981 年四之气出生者

注意健脾、柔肝、养心调理，以保健康。农历1、2、5、12 月应小心。

2011 年四之气出生者

易患呼吸、消化系统等疾患，甚者危及生命，或因流行性、传染性、突发性疾病，或急惊风而危及生命，更甚者不治，故应注意健脾、柔肝、润肺调理，饮食卫生、外出安全、防风寒湿邪侵体，以保健康。农历2、5、6、7、8 月小心。

**时相分析**

辛卯、辛酉年四之气出生时相框架为：

$$\begin{array}{c}
28 \\
39 \\
39 \vee \\
126 \\
115
\end{array}$$

呈寒湿燥热之禀气。

遇壬辰年初之气、三之气风寒湿热之禀气，及二之气、五之气风寒湿燥热之禀气，易产生金木土水火相克侮刑之疾患，甚者危及生命。故应注意补肾、健脾、柔肝、润肺、清热、祛风、化湿调理，以保健康。

遇壬辰年四之气、终之气风寒湿之禀气，易产生金木土水火相克侮刑之疾患。故应注意补肾、健脾、柔肝、祛风、化湿调理，以保健康。

**1951 年五之气出生者**

易患心、心脑血管、消化系统、腰腿等疾患，甚者危及生命或需手术治疗，更甚者不治。故应注意补肾、健脾、柔肝调理，以保健康。农历 1、2、9、10、12 月应小心。

**1981 年五之气出生者**

易患心肺、呼吸、消化系统、腿等疾患，甚者危及生命，或需手术治疗。故应注意健脾、柔肝、润肺调理，以保健康。农历 1、2、8、12 月应小心。

**2011 年五之气出生者**

易患呼吸、消化系统等疾患，甚者易因流行性、传染性、突发性疾患危及生命。故应注意健脾、柔肝、润肺调理，以保健康。农历 6、7、8 月应小心。

**时相分析**

辛卯、辛酉年五之气出生时相框架为：

$$\begin{array}{c}
28 \\
410 \\
39 \vee \\
28 \\
115
\end{array}$$

呈寒燥热之禀气。

遇壬辰年初之气、三之气风寒湿热之禀气，及二之气、五之气风寒湿燥热之禀气，易产生金木水火相克侮之疾患。甚者危及生命。故应注意补肾、柔肝、润肺、清热、祛风调理，以保健康。

遇壬辰年四之气、终之气风寒湿之禀气，易产生金木土水相克侮之疾患。故应注意补肾、健脾、柔肝、润肺、祛风、化湿调理，以保健康。

**1951 年终之气出生者**

注意补肾、健脾、养心调理，以保健康。农历 5、9、10 月应小心。

**1981 年终之气出生者**

易患心脑、肾、心脑血管、消化、泌尿系统、腰等疾患，甚者易因心、脑、肾病、心脑血管意外、肿瘤危及生命或需手术治疗。甚者易成为植物人，或不治。故应注意补肾、柔肝调理，以保健康。农历 2、9、10、11 月应小心。

**2011 年终之气出生者**

易患脑、肾、消化、泌尿、生殖系统等疾患，甚者危及生命或需手术治疗，或因流行性、传染性、突发性疾病，或急惊风危及生命。故应注意补肾、健脾调理、饮食卫生、外出安全、防风寒湿邪侵体，以保健康。农历 1、6、7、11、12 月应小心。

**时相分析**

辛卯、辛酉年终之气出生时相框架为：

$$
\begin{array}{c}
28 \\
115 \\
39 \vee \\
39 \\
115
\end{array}
$$

呈寒燥热之禀气。

遇壬辰年初之气、三之气风寒湿热之禀气，及二之气、五之气风寒湿燥热之禀气，易产生金木水火相克侮刑之疾患。甚者危及生命。故应注意补肾、柔肝、润肺、泻火、熄风调理，以保健康。

遇壬辰年四之气、终之气风寒湿之禀气，易产生金木土水火相克侮刑之疾患。故应注意补肾、健脾、柔肝、润肺、清热、祛风、化湿调理，以保健康。

辛巳、辛亥年（1941年、1971年、2001年）在2012年的健康时相

**1941年初之气出生者**

易患心、肺、呼吸、消化系统、腿等疾患，甚者易因心、肺病，肿瘤危及生命，或需手术治疗。故应注意健脾、润肺、养心调理，以保健康。农历1、5、8、12月应小心。

**1971年初之气出生者**

易患心、心脑血管、呼吸、消化系统、皮肤等疾患，甚者易因心脏病、心脑血管意外、肿瘤危及生命，或需手术治疗。故应注意补肾、柔肝、润肺调理，以保健康。农历2、8、9、10月应小心。有人易因突发性急病，或意外而不治。

**2001年初之气出生者**

注意补肾、健脾、养心调理、饮食卫生、外出安全、防风寒湿邪侵体，以保健康。农历1、5、11、12月应小心。

**时相分析**

辛巳、辛亥初之气出生时相框架为：

$$
\left|
\begin{array}{c}
410 \\
28 \\
39\ \vee \\
410 \\
17
\end{array}
\right|
$$

呈风寒燥热之禀气。

遇壬辰年初之气、三之气风寒湿热之禀气，及二之气、五之气风寒湿燥热之禀气，易产生金木水火相克侮之疾患，甚者危及生命。故应注意补肾、柔肝、润肺、清热、祛风调理，以保健康。

遇壬辰年四之气、终之气风寒湿之禀气，易产生木土水相克侮刑之疾患。故应注意补肾、健脾、柔肝调理，以保健康。

**1941 年二之气出生者**

易患心、心脑血管、消化系统、痛风等疾患。故应注意柔肝、养心调理，以保健康。农历 2、5 月应小心。

**1971 年二之气出生者**

注意健脾、润肺调理，以保健康。农历 1、6、7、8、12 月应小心。

**2001 年二之气出生者**

易患脑、肾、消化、泌尿系统等疾患，甚者易因传染性、流行性、突发性疾病危及生命。故应注意补肾、柔肝、养心、饮食卫生、外出安全、防风寒湿邪侵体，以保健康。农历 2、5、9、10、11 月应小心。

**时相分析**

辛巳、辛亥年二之气出生时相框架为：

$$
\begin{array}{c}
410 \\
39 \\
39\ \vee \\
115 \\
17
\end{array}
$$

呈风寒热之禀气。

遇壬辰年初之气、三之气风寒湿热之禀气，易产生木火相煽、寒湿交争之疾患，甚者危及生命。故应注意补肾、健脾、柔肝、泻火、熄风、化湿调理，以保健康。

遇壬辰年二之气、五之气风寒湿燥热之禀气，易产生金木土水火相克侮刑之疾患。故注意补肾、健脾、柔肝、润肺、清热、祛风、化湿调理，以保健康。

遇壬辰年四之气、终之气风寒湿之禀气，易产生木土水火相克侮刑之疾患。故应注意补肾、健脾、柔肝、清热、祛风、化湿调理，以保健康。

**1941 年三之气出生者**

易患脑、肺、肾、呼吸、消化、泌尿系统、腰腿等疾患。故应注意补肾、健脾、润肺调理，以保健康。农历 1、8、9、10、11、12 月应小心。

**1971 年三之气出生者**

易患心、心脑血管、呼吸、消化、生殖系统等疾患。故应注意健脾、柔肝、润肺调理，以保健康。农历 2、3、4、6、7、8 月应小心。

### 2001 年三之气出生者

易患消化系统、腰腿等疾患，甚者易因流行性、传染性、突发性疾病危及生命。故应注意补肾、健脾调理、饮食卫生、外出安全、防风寒湿邪侵体。以保健康。农历1、3、4、9、10、12月应小心。

**时相分析**

辛巳、辛亥年三之气出生时相框架为：

$$
\begin{array}{c}
410 \\
410 \\
39 \vee \\
17 \\
17
\end{array}
$$

呈风寒热之禀气。

遇壬辰年初之气、三之气风寒湿热之禀气，易产生风火相煽、寒湿交争之疾患，甚者危及生命，故应注意补肾、健脾、柔肝、泻火、熄风调理，以保健康。

遇壬辰年二之气、五之气风寒湿燥热之禀气，易产生金木水火相克侮疾患。故应注意补肾、柔肝、润肺、泻火、熄风调理，以保健康。

遇壬辰年四之气、终之气风寒湿之禀气，易产生木土水火相克侮之疾患。故应注意补肾、健脾、柔肝、清热、祛风、化湿调理，以保健康。

### 1941 年四之气出生者

注意补肾、健脾、润肺调理，以保健康。农历1、8、9、10、11、12月应小心。

### 1971 年四之气出生者

易患心、脑、肺、肾、心脑血管、呼吸、消化、泌尿系统、皮肤等疾患，甚者危及生命，或需手术治疗。故应注意补肾、柔肝、润肺调理，以保健康。农历2、8、11月应小心。有人易因突发急病或意外死亡。

### 2001 年四之气出生者

注意补肾、柔肝、养心调理，饮食卫生、外出安全、防风寒湿邪侵体，以保健康。农历2、5、9、10、11月应小心。

**时相分析**

辛巳、辛亥年四之气出生时相框架为：

$$
\begin{array}{c}
410 \\
115 \\
39 \vee \\
126 \\
17
\end{array}
$$

呈风寒湿热之禀气。

遇壬辰年初之气、三之气风寒湿热之禀气，易产生风火相煽、寒湿交争之疾患，甚者危及生命。故应注意补肾、健脾、柔肝、泻火、熄风、化湿调理，以保健康。

遇壬辰年二之气、五之气风寒湿燥热之禀气，易产生金木土水火相克侮之疾患。故应注意补肾、健脾、柔肝、润肺、清热、祛风、化湿调理，以保健康。

遇壬辰年四之气、终之气风寒湿之禀气，易产生木土水火相克侮之疾患。故应注意补肾、健脾、柔肝、清热调理，以保健康

**1941 年五之气出生者**

易患心、心脑血管、消化、生殖系统、腿等疾患，故应注意健脾、柔肝、养心调理，以保健康。农历 1、3、4、5、6、7、12 月应小心。

**1971 年五之气出生者**

易患心、消化系统、腰腿等疾患。故应注意补肾、健脾、养心调理，以保健康。农历 1、5、9、10、12 月应小心。

**2001 年之五气出生者**

注意补肾、柔肝、养心调理、饮食卫生、外出安全、防风寒湿邪侵体，以保健康。农历 3、4、5、9、10、11 月应小心。

**时相分析**

辛巳、辛亥五之气出生框架为：

$$
\begin{array}{c}
410 \\
126 \\
39 \vee \\
28 \\
17
\end{array}
$$

呈风寒湿燥热之禀气。

遇壬辰年初之气、三之气风寒湿热之禀气，及二之气、五之气风寒湿燥热之禀气，易产生金木土水火相克侮之疾患。故应注意补肾、健脾、柔肝、润肺、清热、祛风、化湿调理，以保健康。

遇壬辰年四之气、终之气风寒湿之禀气，易产生木土水相克侮之疾患。故应注意补肾、健脾、柔肝、祛风、化湿调理，以保健康。

### 1941 年终之气出生者

易患脑、肾、消化、泌尿、生殖系统等疾患。甚者危及生命或需手术治疗。故应注意补肾、健脾调理，以保健康。农历 6、7、9、10、11 月应小心。有人易出现起死回生之奇迹。

### 1971 年终之气出生者

易患心、肺、心脑血管、呼吸、消化系统等疾患。甚者危及生命或需手术治疗。故应注意健脾、柔肝、润肺调理，以保健康。农历 1、2、8、11、12 月应小心。

### 2001 年终之气出生者

易患呼吸、消化系统、皮肤等疾患，甚者易因传染性、流行性、突发性疾病，或意外危及生命。故应注意健脾、柔肝、润肺调理、饮食卫生、外出安全、防风寒湿邪侵体，以保健康。

### 时相分析

辛巳、辛亥终之气出生框架为：

$$
\begin{array}{c}
126 \\
39 \\
39 \vee \\
39 \\
39
\end{array}
$$

呈寒湿之禀气。

遇壬辰年初之气、三之气风寒湿热之禀气，易产生木土水火相克侮之疾患。故应注意补肾、健脾、柔肝、祛风、化湿调理，以保健康。

遇壬辰年二之气、五之气风寒湿燥热之禀气，易产生金木土水火相克侮之疾患。故应注意补肾、健脾、柔肝、润肺、清热、祛风、化湿调理，以保健康。

遇壬辰年四之气、终之气风寒湿之禀气，易产生木土水相克侮之疾患。故应注意补肾、健脾、柔肝、祛风、化湿调理，以保健康。

壬子、壬午年（1942 年、1972 年、2002 年）在 2012 年的健康时相

### 1942 年初之气出生者

注意补肾、健脾、柔肝、养心调理，以保健康。农历 3、4、5、6、7、9、10 月应小心。

### 1972 年初之气出生者

易患呼吸、消化、生殖系统、腿等疾患。故应注意健脾、润肺调理，以保健康。农历 1、6、7、8、12 月应小心。

### 2002 年初之气出生者

易患呼吸、消化系统等疾患，甚者易因流行性疾病而危及生命，故应注意柔肝、润肺调理、饮食卫生、外出安全、防风寒湿邪侵体。农历 2、3、4、8 月应小心。

### 时相分析

壬子、壬午年初之气出生时相框架为：

$$
\begin{array}{c}
115 \\
39 \\
410 \wedge \\
410 \\
28
\end{array}
$$

呈风寒燥热之禀气。

遇壬辰年初之气、三之气风寒湿热之禀气，及二之气、五之气风寒湿燥热之禀气，易产生金木土水火相克侮刑之疾病，甚者危及生命。故应注意补肾、健脾、柔肝、润肺、泻火、熄风、化湿调理，以保健康。

遇壬辰年四之气、终之气风寒湿之禀气，易产生木土水火相克侮刑之疾患。故应注意补肾、柔肝、健脾、清热、祛风化湿调理，以保健康。

**1942 年二之气出生者**

注意补肾、柔肝、养心调理，以保健康。农历3、4、5、9、10、11 月应小心。不宜出游。

**1972 年二之气出生者**

易患心、心脑血管、消化、生殖系统等疾患。故应注意健脾、柔肝调理，以保健康。农历2、3、4、6、7 月应小心。

**2002 年二之气出生者**

易患消化、泌尿系统等疾患。甚者易因流行性疾病危及生命。故应注意补肾、柔肝调理、饮食卫生、外出安全、防风寒湿邪侵体，以保健康。农历2、3、4、11 月应小心。

**时相分析**

壬子、壬午年二之气出生时相框架为：

$$
\begin{array}{c}
115 \\
410 \\
410 \wedge \\
115 \\
28
\end{array}
$$

呈风热燥之禀气。

遇壬辰年初之气、三之气风寒湿热之禀气，及二之气、五之气风寒湿燥热之禀气，易产生金木土水火相克侮刑之疾患。故应注意补肾、健脾、柔肝、泻火、熄风、化湿调理，以保健康。

遇壬辰年四之气、终之气风寒湿之禀气，易产生木土水火相克侮刑之疾患。故应注意补肾、健脾、柔肝、清热、祛风、化湿调理，以保健康。

**1942 年三之气出生者**

注意补肾、健脾、柔肝、养心调理，以保健康。农历2、5、6、7、9、10 月应小心。

**1972 年三之气出生者**

易患心脑血管、消化、生殖系统、腿等疾患。甚者危及生命，或需手术治疗。故应注意健脾、柔肝调理，以保健康。农历1、3、4、6、7、12 月应小心。

**2002 年三之气出生者**

易患呼吸、消化系统、皮肤等疾患。故应注意补肾、健脾、柔肝、润肺、养心调理、饮食卫生、外出安全、防风寒湿邪侵体。农历 2、5、8、9、10 月应小心。

**时相分析**

壬子、壬午年三之气出生时相框架为：

$$
\begin{array}{c}
115 \\
115 \\
410 \wedge \\
17 \\
28
\end{array}
$$

呈风火燥之禀气。

遇壬辰年初之气、三之气风寒湿热之禀气，及二之气、五之气风寒湿燥热之禀气，易产生金木土水火相克侮刑之疾患。故应注意补肾、健脾、柔肝、润肺、泻火、熄风、化湿调理，以保健康。

遇壬辰年四之气、终之气风寒湿之禀气，易产生木土水火相克侮之疾患。故应注意补肾、健脾、柔肝、清热、祛风、化湿调理，以保健康。

**1942 年四之气出生者**

注意补肾、健脾、柔肝、养心调理，以保健康。农历 1、3、4、5、11、12 月应小心。

**1972 年四之气出生者**

注意补肾、健脾、柔肝调理，以保健康。农历 2、6、7、9、10 月应小心。

**2002 年四之气出生者**

易患心脑、肾、消化、泌尿系统等疾患。故应注意补肾、健脾、柔肝、养心调理，以保健康。农历 1、2、5、11、12 月应小心。

**时相分析**

壬子、壬午年四之气出生时相框架为：

115

126

410 ∧

126

28

呈风湿燥热之禀气。

遇壬辰年初之气、三之气风寒湿热之禀气，及二之气、五之气风寒湿燥热之禀气，易产生金木土水火相克侮刑之疾患。故应注意补肾、健脾、柔肝、润肺、泻火、熄风、祛风、化湿调理，以保健康。

遇壬辰年四之气、终之气风寒湿之禀气，易产生木土水火相克侮之疾患。故应注意补肾、健脾、柔肝、清热、祛风、化湿调理，以保健康。

### 1942 年五之气出生者

易患心脑血管、肺、呼吸、消化、生殖系统、皮肤、腰等疾患，甚者易因肺病、心脑血管意外、肿瘤危及生命，或需手术治疗。故应注意健脾、柔肝、润肺调理，以保健康。农历1、3、4、6、7、8、12月应小心。

### 1972 年五之气出生者

易患肺、呼吸、消化、生殖系统、皮肤、腰等疾患，甚者因肺病、肿瘤危及生命，或需手术治疗。故应注意补肾、健脾、润肺调理，以保健康。农历6、7、8、9、10月应小心。

### 2002 年五之气出生者

易患呼吸、消化系统、皮肤等疾患，甚者易因突发性、传染性、流行性疾病危及生命，或不治。故应注意健脾、润肺、柔肝调理，饮食卫生、外出安全、防风寒湿邪侵体。以保健康。农历2、3、4、6、7、8月应注意。

### 时相分析

壬子、壬午年五之气出生时相框架为：

115

17

410 ∧

28

28

呈风热燥之禀气。

遇壬辰年初之气、三之气风寒湿热之禀气，及二之气、五之气风寒湿燥热之禀气，易产生金木土水火相克侮刑之疾患，甚者危及生命。故应注意补肾、健脾、柔肝、润肺、泻火、熄风、化湿调理，以保健康。

遇壬辰年四之气、终之气风寒湿之禀气，易产生金木土水火相克侮刑之疾患。故应注意补肾、健脾、柔肝、润肺、清热、祛风、化湿调理，以保健康。

### 1942 年终之气出生者

注意健脾、柔肝、润肺调理，以保健康。农历 1、3、4、8、12 月应小心。

### 1972 年终之气出生者

注意健脾、柔肝、养心调理，以保健康。农历 1、3、4、5、12 月应小心。

### 2002 年终之气出生者

注意补肾、柔肝、润肺调理，以保健康。农历 2、8、9、10 月应小心。

**时相分析**

壬子、壬午年终之气出生时相框架为：

$$
\begin{array}{c}
115 \\
28 \\
410 \wedge \\
39 \\
28
\end{array}
$$

呈风寒燥热之禀气。

遇壬辰年风寒湿为主之禀气，易产生金木土水火相克侮刑疾患。故应注意补肾、健脾、柔肝、润肺、清热、祛风、化湿调理，以保健康。


壬寅、壬申年（1932 年、1962 年、1992 年）在 2012 年的健康时相

### 1932 年初之气出生者

易患心、脑、肾、心脑血管、消化、泌尿、生殖系统等疾患，甚者易因心、脑、肾病、心脑血管意外、肿瘤危及生命或需手术治疗，更甚者不治。故应注意补肾、柔肝、健脾调理，以保健康。农历 2、6、7、9、10、11 月应小心。

**1962 年初之气出生者**

注意补肾、柔肝、养心调理，以保健康。农历 2、5、9、10 月应小心。

**1992 年初之气出生者**

注意健脾、润肺调理，以保健康。农历 1、6、7、8、12 月应小心。

**时相分析**

壬寅、壬申年初之气出生时相框架为：

17

115

410∧

410

410

呈风火之禀气。

遇壬辰年风寒湿为主之禀气，易产生木土水火相克侮刑之疾患。甚者危及生命。故应注意补肾、健脾、柔肝、清热、祛风、化湿调理，以保健康。

**1932 年二之气出生者**

注意健脾、润肺调理，以保健康。农历 1、8、12 月应小心。

**1962 年二之气出生者**

注意补肾、健脾、柔肝调理，以保健康。农历 1、3、4、9、10、12 月应小心。

**1992 年二之气出生者**

注意柔肝、养心调理，以保健康。农历 2、5 月应小心。

**时相分析**

壬寅、壬申年二之气出生时相框架为：

17

126

410∧

115

410

呈风湿热之禀气。

遇壬辰年风寒湿为主之禀气，易产生木土水火相克侮刑之疾患。故应注意补肾、健脾、柔肝、清热、祛风、化湿调理，以保健康。

### 1932 年三之气出生者

易患心、脑、肾、心脑血管、消化、泌尿、生殖系统等疾患，甚者易因心脑、肾病、心脑血管意外、肿瘤危及生命，或需手术、更甚者不治。故应注意补肾、柔肝、养心调理，以保健康。农历 2、5、9、10、11 月应小心。

### 1962 年三之气出生者

易患心、肺、心脑血管、呼吸、消化系统、皮肤、腰腿等疾患，甚者危及生命或需手术治疗。故应注意健脾、柔肝、润肺、养心调理，以保健康。农历1、2、8、9、10 月应小心。

### 1992 年三之气出生者

注意补肾、健脾调理、饮食卫生、外出安全，以保健康。农历 1、6、7、9、10、12 月应小心。

### 时相分析

壬寅、壬申年三之气出生时相框架为：

$$
\begin{array}{|l}
17 \\
17 \\
410\wedge \\
17 \\
410
\end{array}
$$

呈风火之禀气。

遇壬辰年初之气、三之气风寒湿热之禀气，易产生风火相煽，寒湿交争之疾患，甚者危及生命。故应注意补肾、健脾、柔肝、泻火、熄风、化湿调理，以保健康。

遇壬辰年二之气、五之气风寒湿燥热之禀气，易产生金木土水火相克侮刑之疾患，甚者危及生命。故应注意补肾、柔肝、健脾、润肺、泻火、熄风、化湿调理，以保健康。

遇壬辰年四之气、终之气风寒湿之禀气，易产生木土水火相克侮刑之疾患。

甚者危及生命。故应注意补肾、健脾、柔肝、清热、祛风、化湿调理，以保健康。

### 1932 年四之气出生者

注意补肾、健脾、润肺调理，以保健康。农历 1、6、7、8、9、10、12 月应小心。

### 1962 年四之气出生者

注意补肾、健脾、养心调理，以保健康。农历 1、5、6、7、9、10、12 月应小心。

### 1992 年四之气出生者

易患心、心脑血管、消化系统、四肢关节等疾患，甚者易因心脏病、心脑血管意外、肿瘤危及生命或需手术治疗。或因传染性、流行性、突发性疾病，或意外危及生命，更甚者不治。故应注意健脾、柔肝、养心调理、饮食卫生、外出安全，以保健康。农历 1、2、3、4、5、12 月应小心。

### 时相分析

壬寅、壬申年四之气出生时相框架为：

$$
\begin{array}{c|c}
 & 17 \\
 & 28 \\
410\wedge & \\
 & 126 \\
 & 410 \\
\end{array}
$$

呈风湿燥热之禀气。

遇壬辰年初之气、三之气风寒湿热之禀气，及二之气、五之气风寒湿燥热之禀气，易产生金木土水火相克侮刑之疾患，甚者危及生命，故应注意补肾、健脾、柔肝、润肺、清热、祛风、化湿调理，以保安全。

遇壬辰年四之气、终之气风寒湿之禀气，易产生金木土水火相克侮刑之疾患。故应注意补肾、健脾、柔肝、润肺、清热、祛风、化湿调理，以保健康。

### 1932 年五之气出生者

注意补肾、健脾、柔肝、养心调理，以保健康。农历 1、3、4、5、11、12 月应小心。

**1962 年五之气出生者**

注意补肾、健脾、柔肝、养心调理，以保健康。农历 1、3、4、5、11、12月应小心。

**1992 年五之气出生者**

注意补肾、柔肝调理，饮食卫生、外出安全，以保健康。农历 2、9、10、11 月应小心。有人易因误诊虚惊一场。

**时相分析**

壬寅、壬申年五之气出生时相框架为：

$$
\begin{array}{|c|}
17 \\
39 \\
410 \wedge \\
126 \\
410 \\
\end{array}
$$

呈风寒湿热之禀气。

遇壬辰年初之气、三之气风寒湿热之禀气，及四之气、终之气风寒湿之禀气，易产生木土水火相克侮刑之疾患。故应注意补肾、健脾、柔肝、清热、祛风、化湿调理，以保健康。

遇壬辰年二之气、五之气风寒湿燥热之禀气，易产生金木土水火相克侮刑之疾患。故应注意补肾、健脾、柔肝、润肺、清热、祛风、化湿调理，以保健康。

**1932 年终之气出生者**

易患心、心脑血管、消化系统等疾患，甚者易因心脏病、心脑血管意外、肿瘤危及生命，或需手术治疗，或病发在旅途中。故应注意健脾、柔肝、养心调理，以保健康。农历 1、2、3、4、5、12 月应小心。不宜远行。

**1962 年终之气出生者**

易患心、脑、肾、心脑血管、消化、泌尿系统、腰腿等疾患。故应注意补肾、健脾、润肺、养心调理，以保健康。农历 1、5、11、12 月应小心。

**1992 年终之气出生者**

易患肺、脑、肾、呼吸、消化、泌尿系统等疾患。故应注意补肾、柔肝、健脾、润肺调理，以保健康。农历 1、3、4、8、11、12 月应小心。注意饮食卫生、外出安全。

**时相分析**

壬寅、壬申年终之气出生时相框架为：

$$
\begin{array}{c|c}
& 17 \\
& 410 \\
& 410 \wedge \\
& 39 \\
& 410 \\
\end{array}
$$

呈风寒热之禀气。

遇壬辰年初之气、三之气风寒湿热之禀气，及四之气、终之气风寒湿之禀气，易产生木土水火相克侮刑之疾患，甚者危及生命。故应注意补肾、健脾、柔肝、清热、祛风、化湿调理，以保健康。

遇壬辰年二之气、五之气风寒湿燥热之禀气，易产生金木土水火相克侮刑之疾患。故应注意补肾、柔肝、健脾、润肺、清热、祛风、化湿调理，以保健康。


**壬辰、壬戌年（1952 年、1982 年、2012 年）在 2012 年的健康时相**

### 1952 年初之气出生者

易患心、心脑血管、消化、生殖系统、腰等疾患，甚者易因心脏病、心脑血管意外、肿瘤而危及生命，或需手术治疗。故应注意补肾、健脾、柔肝、养心调理，以保健康。农历 3、4、5、6、7、9、10 月应小心。

### 1982 年初之气出生者

注意补肾、健脾、柔肝调理，以保健康。农历 3、4、6、7、11 月应小心。

### 2012 年初之气出生者

注意饮食卫生、衣着适当、防风寒湿邪侵体，以保健康。农历 3、4、6、7、11 月应小心。

**时相分析**

由于壬辰、壬戌年与今岁壬辰年是岁会之年，故其六气禀赋是一致的，所以在岁会之年更应注意补肾、健脾、柔肝、祛风、化湿调理，以保健康。因为往往在岁会之年都是大忌之年。

### 1952 年二之气出生者

易患心脑、肾病、心脑血管、消化、泌尿系统，腰腿等疾患，甚者易因心脑、肾病、心脑血管意外、肿瘤危及生命，或需手术。故应注意补肾、健脾、柔肝调理，以保健康。农历 1、2、9、10、11、12 月应小心。有人易出现昏迷不醒。

### 1982 年二之气出生者

易患心、心脑血管、消化、生殖系统等疾患，甚者危及生命或需手术治疗。故应注意补肾、健脾、柔肝、养心调理，以保健康。农历 3、4、5、6、7、9、10 月应小心。

### 2012 年二之气出生者

易因心肺功能差而危及生命。故应注意新生儿护理，以保健康。农历 5、8 月应小心。

### 1952 年三之气出生者

易患心肺、呼吸、消化系统，皮肤、腿等疾患。甚者易因心、肺病，肿瘤危及生命，或需手术治疗，更甚者不治。故应注意健脾、润肺、养心调理，以保健康。农历 1、5、6、7、8、12 月应小心。

### 1982 年三之气出生者

易患心、心脑血管、消化系统、腿等疾患，甚者易因心脏病、心脑血管意外、肿瘤危及生命，或需手术，甚者因流行性、传染性、突发性疾病，或意外而不治。故应注意健脾、柔肝、养心调理，以保健康。

### 2012 年三之气出生者

注意新生儿护理，以保健康。易出现因窒息抢救而生还者。

### 1952 年四之气出生者

易患脑、肺、肾、呼吸、消化、泌尿系统、腰等疾患。故应注意补肾、润肺调理，以保健康。农历 3、4、8、9、10、11 月应小心。

### 1982 年四之气出生者

易患心脑血管、脑、肺、肾、呼吸、消化、生殖系统等疾患，甚者易因心脑血管意外，肺肾病、肿瘤危及生命，或需手术治疗，或因传染性、流行性、突发性疾患，或意外危及生命，故应注意补肾、柔肝、健脾、润肺调理，饮食卫生、外出安全，以保健康。农历3、4、6、7、8、11月应小心。

### 2012 年四之气出生者

注意新生儿护理，以保健康。农历8月应小心。

### 1952 年五之气出生者

注意补肾、健脾、柔肝调理，以保健康。农历1、3、4、6、7、9、10、12月应小心。

### 1982 年五之气出生者

注意健脾、润肺、养心调理，饮食卫生、外出安全，以保健康。农历5、6、7、8月应小心。

### 2012 年五之气出生者

易患新生儿肺炎、肠胃炎等疾患。故应注意健脾、润肺调理，加强新生儿护理，以保健康。农历8、9、10、12月应小心。

### 1952 年终之气出生者

注意健脾、柔肝、养心调理，以保健康。农历2、3、4、5月应小心。

### 1982 年终之气出生者

易患心脑血管、肺、呼吸、消化系统、皮肤、腿等疾患。甚者危及生命或需手术治疗。故应注意健脾、柔肝、润肺调理，饮食卫生、外出安全，以保健康。农历1、3、4、8、12月应小心。

### 2012 年终之气出生者

注意新生儿护理，以保健康。

癸丑、癸未年（1943 年、1973 年、2003 年）在 2012 年的健康时相

### 1943 年初之气出生者

易患脑、肾、心脑血管、消化、泌尿、生殖系统等疾患。故应注意补肾、健脾调理，以保健康。农历6、7、9、10、11月应小心。

### 1973 年初之气出生者

易患心、心脑血管、消化系统、腰等疾患。甚者危及生命或需手术治疗。

故应注意补肾、柔肝调理，以保健康。农历2、3、4、9、10月应小心。

### 2003 年初之气出生者

易患消化系统、四肢关节等疾患，或患流行性、传染性疾病。故应注意健脾、柔肝调理，饮食卫生、外出安全，以保健康。农历1、2、6、7、12月应小心。

### 时相分析

癸丑、癸未年初之气出生时相框架为：

$$
\begin{array}{c}
126 \\
410 \\
115\ \vee \\
410 \\
39
\end{array}
$$

呈风寒湿热之禀气。

遇壬辰年初之气、三之气风寒湿热之禀气，易产生风火相煽、寒湿交争之疾患。故应注意补肾、柔肝、清热、祛风、化湿调理，以保健康。

遇壬辰年二之气、五之气风寒湿燥热之禀气，易产生金木土水火相克侮刑之疾患。故应注意补肾、健脾、柔肝、润肺、清热、祛风、化湿调理，以保健康。

遇壬辰年四之气、终之气风寒湿之禀气，易产生木土水相克侮刑之疾患。故应注意补肾、健脾、柔肝、祛风、化湿调理，以保健康。

### 1943 年二之气出生者

注意健脾、柔肝、润肺调理，以保健康。农历3、4、6、7、8月应小心。

### 1973 年二之气出生者

注意补肾、健脾、润肺调理，以保健康。农历6、7、8、9、10、11月应小心。

### 2003 年二之气出生者

易患呼吸、消化系统、皮肤等疾患，或易患流行性、传染性、突发性疾患，甚者危及生命。故应注意健脾、柔肝、润肺、养心调理，饮食卫生、外出安全、防风寒湿邪侵体，以保健康。农历3、4、5、6、7、8月应小心。

**时相分析**

癸丑、癸未二之气出生时相框架为：

126

115

115 ∨

115

39

呈寒湿热之禀气。

遇壬辰年初之气、三之气风寒湿热之禀气，易产生风火相煽，寒湿交争之疾患，甚者危及生命。故应注意补肾、健脾、柔肝、泻火、熄风、化湿调理，以保健康。

遇壬辰年二之气、五之气风寒湿燥热之禀气，易产生金木土水火相克侮刑之疾患，故应注意补肾、健脾、润肺、泻火、熄风、化湿调理，以保健康。

遇壬辰年四之气、终之气风寒湿之禀气，易产生木土水火相克侮刑之疾患。故应注意补肾、健脾、柔肝、清热、祛风、化湿调理，以保健康。

**1943 年三之气出生者**

易患肺、心脑血管、呼吸、消化系统、腿等疾患，甚者易因肺病、心脑血管意外、肿瘤等危及生命，或需手术治疗，更甚者不治。故应注意健脾、柔肝、润肺调理，以保健康。农历1、3、4、8、12月应小心。

**1973 年三之气出生者**

易患心脑、肾、心脑血管、消化、泌尿系统、腿等疾患，甚者易因心脑、肾病、心脑血管意外、肿瘤等危及生命，或需手术治疗，更甚者不治。故应注意补肾、健脾、柔肝、养心调理，以保健康。农历1、3、4、5、11、12月应小心。

**2003 年三之气出生者**

易患消化系统、流行性、传染性、突发性疾患，甚者危及生命。故应注意健脾、柔肝、养心调理、饮食卫生、外出安全、防风寒湿邪侵体，以保健康。农历2、5月应小心。

**时相分析**

癸丑、癸未三之气时相框架为：

126

126

115 ∨

17

39

呈寒湿热之禀气。

遇壬辰年初之气、三之气风寒湿热之禀气，易产生风火相煽、寒湿交争之疾患，甚者危及生命。故应注意补肾、健脾、柔肝、泻火、熄风、化湿调理，以保健康。

遇壬辰年二之气、五之气风寒湿燥热之禀气，易产生金木土水火相克侮刑之疾患。故应注意补肾、健脾、柔肝、润肺、泻火、熄风、化湿调理，以保健康。

遇壬辰年四之气、终之气风寒湿之禀气，易产生木土水火相克侮刑之疾患。故应注意补肾、健脾、柔肝、清热、祛风、化湿调理，以保健康。

**1943 年四之气出生者**

易患脑、肾、心脑血管、消化、泌尿、生殖系统等疾患，甚者易因脑、肾病、心脑血管意外、肿瘤危及生命，或需手术治疗，更甚者不治。故应注意补肾、健脾、柔肝调理，以保健康。农历 3、4、6、7、8、9、10、11 月应小心。有人易死在手术台上。

**1973 年四之气出生者**

注意补肾、健脾、柔肝调理，以保健康，农历 5、6、7、11 月应小心。

**2003 年四之气出生者**

易患脑、肾、消化、泌尿系统疾患，或流行性、传染性、突发性疾病，甚者危及生命。故应注意补肾、健脾、柔肝调理，以保健康。农历 1、5、9、10、11、12 月应小心。

**时相分析**

癸丑、癸未四之气出生时相框架为：

$$
\begin{array}{c}
126 \\
17 \\
115 \vee \\
126 \\
39
\end{array}
$$

呈寒湿热之禀气。

　　遇壬辰年初之气、三之气风寒湿热之禀气，易产生风火相煽、寒湿交争之疾病，甚者危及生命，故应注意补肾、健脾、柔肝、泻火、熄风、化湿调理，以保健康。

　　遇壬辰年二之气、五之气风寒湿燥热之禀气，易产生金木土水火相克侮刑之疾病。故应注意补肾、健脾、柔肝、润肺、泻火、熄风、化湿调理，以保健康。

　　遇壬辰年四之气、终之气风寒湿之禀气，易产生木土水火相克侮刑之疾患。故应注意补肾、健脾、柔肝、清热、祛风、化湿调理，以保健康。

**1943 年五之气出生者**

　　易患心、心脑血管、消化系统、腰等疾患，甚者易因心脏病、心脑血管意外、肿瘤危及生命，或需手术治疗。故应注意补肾、柔肝调理，以保健康。农历 2、9、10 月应小心。

**1973 年五之气出生者**

　　易患肺、呼吸、消化系统、腰腿等疾患。故应注意补肾、健脾、润肺调理，以保健康。农历 1、8、9、10、12 月应小心。

**2003 年五之气出生者**

　　注意补肾、健脾调理，饮食卫生、外出安全、防风寒湿邪侵体，以保健康。农历 1、6、7、11、12 月应小心。

**时相分析**

　　癸丑、癸未五之气出生时相框架为：

$$
\begin{array}{c}
126 \\
28 \\
115 \vee \\
28 \\
39
\end{array}
$$

呈寒湿燥热之禀气。

遇壬辰年初之气、三之气风寒湿热之禀气，及二之气、五之气风寒湿燥热之禀气，

易产生金木土水火相克侮刑之疾患。甚者危及生命。故注意补肾、健脾、柔肝、润肺、泻火、熄风、化湿调理，以保健康。

遇壬辰年四之气、终之气风寒湿之禀气，易产生金木土水相克侮刑之疾患。故应注意补肾、健脾、柔肝、润肺、祛风、化湿调理，以保健康。

### 1943 年终之气出生者

注意补肾、润肺调理，以保健康。农历 8、9、10、11 月应小心。

### 1973 年终之气出生者

注意补肾、健脾、柔肝调理，以保健康。农历 1、3、4、9、10、11、12 月应小心。

### 2003 年终之气出生者

易患脑、肺、肾、呼吸、消化、泌尿系统疾患，或流行性、传染性、突发性疾患，甚者危及生命，或需手术治疗。故应注意补肾、健脾、润肺、养心调理，以保健康，农历 1、5、8、12 月应小心。

### 时相分析

癸丑、癸未年终之气出生时相框架为：

$$
\begin{array}{c}
126 \\
39 \\
115 \ \vee \\
39 \\
39
\end{array}
$$

呈寒湿热之禀气。

遇壬辰年初之气、三之气风寒湿热之禀气，易产生风火相煽、寒湿交争之疾病，甚者危及生命，故应注意补肾、健脾、柔肝、清热祛风、化湿调理，以保健康。

遇壬辰年二之气、五之气风寒湿燥热之禀气，易产生金木土水火相克侮刑之疾病，故应注意补肾、健脾、柔肝、润肺、清热、祛风、化湿调理，以保

健康。

遇壬辰年四之气、终之气风寒湿之禀气，易产生木土水相克侮刑之疾患。故应注意补肾、健脾、柔肝、祛风、化湿调理，以保健康。

癸卯、癸酉年（1933 年、1963 年、1993 年）在 2012 年的健康时相

### 1933 年初之气出生者

易患脑、肾、心脑血管、消化、泌尿、生殖系统等疾患。甚者易因脑、肾病、心脑血管意外、肿瘤等危及生命，或需手术治疗。故应注意补肾、健脾、柔肝调理，以保健康。农历 1、3、4、9、10、11、12 月应小心。

### 1963 年初之气出生者

易患心、肺、心脑血管、呼吸、消化系统、皮肤等疾患，甚者易因心脏病、心脑血管意外、肿瘤危及生命或需手术治疗。故应注意柔肝、润肺、养心调理，以保健康。农历 3、4、5、8 月应小心。

### 1993 年初之气出生者

注意健脾、柔肝、润肺调理，饮食卫生、外出安全、以保健康。农历 2、6、7、8 月应小心。

### 时相分析

癸卯、癸酉年初之气出生时相框架为：

$$
\begin{array}{c}
28 \\
126 \\
115 \vee \\
410 \\
115
\end{array}
$$

呈风湿燥热之禀气。

遇壬辰年初之气、三之气风寒湿热之禀气，及二之气、五之气风寒湿燥热之禀气，易产生金木土水火相克侮刑之疾患，甚者危及生命。故应注意补肾、健脾、柔肝、润肺、泻火、熄风、化湿调理，以保健康。

遇壬辰年四之气、终之气风寒湿之禀气，易产生木土水火相克侮刑之疾患。故应注意补肾、健脾、柔肝、清热、祛风、化湿调理，以保健康。

### 1933 年二之气出生者

易患心、肺、心脑血管、呼吸、消化系统等疾患，甚者易因心肺病、心脑血管意外、肿瘤危及生命，或需手术治疗。故应注意补肾、柔肝、润肺调理，以保健康。农历 2、3、4、8、9、10 月应小心。

### 1963 年二之气出生者

注意健脾、柔肝、润肺、养心调理，以保健康。农历 3、4、5、6、7、8 月应小心。

### 1993 年二之气出生者

易患心脏、消化、生殖系统、腰腿等疾患，或易患流行性、传染性、突发性疾患，甚者危及生命。故应注意补肾、柔肝、健脾调理、饮食卫生、外出安全，以保健康。农历 1、2、9、10、12 月应小心。

### 时相分析

癸卯、癸酉年二之气出生时相框架为：

$$
\begin{array}{l}
28 \\
17 \\
115 \vee \\
115 \\
115
\end{array}
$$

呈燥热之禀气。

遇壬辰年初之气、三之气风寒湿热之禀气，及二之气、五之气风寒湿燥热之禀气，易产生金木土水火相克侮刑之疾患。甚者危及生命。故应注意补肾、健脾、柔肝、润肺、泻火、熄风、化湿调理，以保健康。

遇壬辰年四之气、终之气风寒湿之禀气，易产生金木土水火相克侮刑之疾患。故应注意补肾、柔肝、健脾、润肺、清热、祛风、化湿调理，以保健康。

### 1933 年三之气出生者

注意健脾、柔肝、润肺调理，以保健康。农历 1、2、8、12 月应小心。

1963 年三之气出生者

注意补肾、健脾、柔肝、润肺调理，以保健康。农历 3、4、6、7、8、9、10 月应小心。

1993 年三之气出生者

注意补肾、柔肝调理、饮食卫生、外出安全，以保健康。农历 2、3、4、9、10 月应小心。

**时相分析**

癸卯、癸酉年三之气出生时相框架为：

$$
\begin{array}{c}
28 \\
28 \\
115 \vee \\
17 \\
115
\end{array}
$$

呈燥热之禀气。

遇壬辰年风寒湿为主之禀气，易产生五行相生、相克较均衡的现象。故应注意补肾、健脾、柔肝、润肺、清热、祛风、化湿调理，以保健康。

**1933 年四之气出生者**

注意健脾、柔肝、养心调理，以保健康。农历 2、3、4、5、6、7 月应小心。

**1963 年四之气出生者**

易患心、脑、肾、心脑血管、消化、泌尿系统等疾患，甚者易因心脑、肾病、心脑血管意外、肿瘤危及生命，或需手术治疗。故应注意补肾、柔肝、养心调理，以保健康。农历 3、4、5、11 月应小心。

**1993 年四之气出生者**

易患肺、脑、肾、心、消化、呼吸、泌尿系统、皮肤等疾患，或易患流行性、传染性、突发性疾患，甚者危及生命。故应注意补肾、润肺、养心调理，以保健康。农历 5、8、11 月应小心。

**时相分析**

癸卯、癸酉四之气出生时相框架为：

```
            28

            39

            115 ∨

            126

            115
```

呈寒湿燥热之禀气。

遇壬辰年初之气、三之气风寒湿热之禀气，及二之气、五之气风寒湿燥热之禀气，易产生金木土水火相克侮刑之疾患，甚者危及生命。故应注意补肾、健脾、柔肝、润肺、泻火、熄风、化湿调理，以保健康。

遇壬辰年四之气、终之气风寒湿之禀气，易产生木土水火相克侮刑之疾患。故应注意补肾、健脾、柔肝、清热、祛风、化湿调理，以保健康。

### 1933 年五之气出生者

易患肺呼吸、消化系统、腰腿等疾患，甚者易因肺病、肿瘤危及生命，或需手术治疗。故应注意补肾、健脾、润肺调理，以保健康。农历 1、8、9、10、12 月应小心。

### 1963 年五之气出生者

易患心、肺、心脑血管、呼吸、消化系统、腿、皮肤等疾患，甚者易因心肺病、心脑血管意外、肿瘤危及生命，或需手术治疗。故应注意健脾、柔肝、润肺调理，以保健康。农历 1、2、8、12 月应小心。

### 1993 年五之气出生者

注意补肾、健脾、养心调理，饮食卫生、外出安全，以保健康。农历 1、5、9、10、11、12 月应小心。

### 时相分析

癸卯、癸酉年五之气出生时相框架为：

```
            28

            410

            115 ∨

            28

            115
```

呈风燥热之禀气。

遇壬辰年初之气、三之气风寒湿热之禀气，及二之气、五之气风寒湿燥热之禀气，易产生金木土水火相克侮刑之疾患，甚者危及生命。故应注意补肾、健脾、柔肝、润肺、泻火、熄风、化湿调理，以保健康。

遇壬辰年四之气、终之气风寒湿之禀气，易产生金木土水火相克侮之疾患。故应注意补肾、健脾、柔肝、润肺、清热、祛风、化湿调理，以保健康。

### 1933 年终之气出生者

易患心、肺、脑、肾、心脑血管、呼吸消化、泌尿系统等疾患。甚者易因心、肺、脑、肾病、心脑血管意外、肿瘤危及生命，或需手术治疗，更甚者不治。故应注意补肾、润肺、养心调理，以保健康。农历5、8、9、10、11月应小心。

### 1963 年终之气出生者

易患心肺、脑、肾、心脑血管、呼吸、消化、泌尿系统等疾患，甚者易因心、肺、肾、心脑血管意外、肿瘤危及生命，或需手术治疗。故应注意补肾、柔肝、润肺调理，以保健康。农历2、8、11月应小心。

### 1993 年之终气出生者

注意补肾、健脾、养心调理，饮食卫生、外出安全，以保健康。农历1、5、6、7、9、10、12月应小心。

### 时相分析

癸卯、癸酉年终之气出生时相框架为：

$$
\begin{array}{c}
28 \\
115 \\
115 \vee \\
39 \\
115
\end{array}
$$

呈寒燥热之禀气。

遇壬辰年初之气、三之气风寒湿热之禀气，及二之气、五之气风寒湿燥热之禀气，易产生金木土水火相克侮刑之疾患，甚者危及生命。故应注意补肾、健脾、柔肝、润肺、泻火、熄风、化湿调理，以保健康。

遇壬辰年四之气、终之气风寒湿之禀气，易产生木土水火相克侮刑之疾患。故应注意补肾、健脾、柔肝、清热、祛风、化湿调理，以保健康。

癸巳、癸亥年（1923 年、1953 年、1983 年）在 2012 年的健康时相

### 1923 年初之气出生者

注意补肾、健脾、柔肝调理，以保健康。农历 3、4、6、7、11 月应小心。

### 1953 年初之气出生者

易患肺、脑、肾、心脑血管、呼吸、消化、泌尿系统、腿等疾患，甚者易因肺、脑、肾病、心脑血管意外、肿瘤危及生命，或需手术治疗，更甚者不治。故应注意补肾、健脾、柔肝、润肺调理，以保健康。农历 1、3、4、8、11、12 月应小心。

### 1983 年初之气出生者

注意补肾、柔肝、养心调理，饮食卫生、外出安全，以保健康。农历 2、5、11 月应小心。

### 时相分析

癸巳、癸亥年初之气出生时相框架为：

$$
\begin{array}{c}
410 \\
28 \\
115\ \vee \\
410 \\
17
\end{array}
$$

呈风燥热之禀气。

遇壬辰年初之气、三之气风寒湿热之禀气，及二之气、五之气风寒湿燥热之禀气，易产生金木土水火相克侮刑之疾患，甚者危及生命。故应注意补肾、健脾、柔肝、润肺、泻火、熄风、化湿调理，以保健康。

遇壬辰年四之气、终之气风寒湿之禀气，易产生木土水火相克侮刑之疾患。故应注意补肾、健脾、柔肝、清热、祛风、化湿调理，以保健康。

### 1923 年二之气出生者

剔患心、脑、肾、心脑血管、消化、泌尿、生殖系统等疾患，甚者易因心、

脑、肾病、心脑血管意外、肿瘤危及生命，或需手术治疗，或瘫痪，更甚者不治。故应注意补肾、健脾、柔肝调理，以保健康。农历2、3、4、6、7、11月应小心。

**1953年二之气出生者**

注意补肾、健脾、柔肝、润肺调理，以保健康。农历2、6、7、8、9、10月应小心。

**1983年二之气出生者**

注意补肾、健脾、柔肝、润肺调理，饮食卫生、外出安全，以保健康。农历1、2、8、9、10、12月应小心。

**时相分析**

癸巳、癸亥二之气出生时相框架为：

$$
\begin{array}{c|}
410 \\
39 \\
115 \text{ V} \\
115 \\
17 \\
\end{array}
$$

呈风寒热之禀气。

遇壬辰年初之气、三之气风寒湿热之禀气，及四之气、终之气风寒湿之禀气，易产生

木土水火相克侮刑之疾病，甚者危及生命。故应注意补肾、健脾、柔肝、泻火、熄风、化湿调理，以保健康。

遇壬辰年二之气、五之气风寒湿燥热之禀气，易产生金木土水火相克侮刑之疾患。故应注意补肾、健脾、柔肝、润肺、泻火、熄风、化湿调理，以保健康。

**1923年三之气出生者**

注意补肾、健脾调理，以保健康，农历1、5、9、10、11、12月应小心。

**1953年三之气出生者**

注意柔肝、润肺、养心调理，以保健康。农历2、5、8月应小心。

**1983年三之气出生者**

注意补肾、健脾、柔肝调理，饮食卫生、外出安全，以保健康。农历1、3、

4、11、12 月应小心。

**时相分析**

癸巳、癸亥年三之气出生时相框架为：

$$
\begin{array}{|c|}
410 \\
410 \\
115 \vee \\
17 \\
17 \\
\end{array}
$$

呈风热之禀气。

遇壬辰年初之气、三之气风寒湿热之禀气，及四之气、终之气风寒湿之禀气，易产生木土水火相克侮刑之疾患。故应注意补肾、健脾、柔肝、泻火、熄风、化湿调理，以保健康。

遇壬辰年二之气、五之气风寒湿燥热之禀气，易产生金木土水火相克侮刑之疾患。故应注意补肾、柔肝、健脾、润肺、泻火、熄风、化湿调理，以保健康。

**1923 年四之气出生者**

易患心、心脑血管、消化、生殖系统、腰等疾患，甚者易因心脏病、心脑血管意外、肿瘤危及生命，或需手术治疗。故应注意补肾、健脾、柔肝调理，以保健康。农历 2、6、7、9、10 月应小心。

**1953 年四之气出生者**

易患心肺、心脑血管、呼吸、消化、生殖系统、皮肤等疾患。甚者易因心肺病、心脑血管意外、肿瘤危及生命。故应注意健脾、柔肝、润肺调理，以保健康。农历 2、3、4、6、7、8 月应小心。

**1983 年四之气出生者**

易患心、肺、心脑血管、呼吸、消化系统、腰、皮肤等疾患，或易患传染性、流行性、突发性疾病，甚者危及生命。故应注意补肾、柔肝、润肺、养心调理，以保健康。

**时相分析**

癸巳、癸亥年四之气出生时相框架为：

$$410$$
$$115$$
$$115 \vee$$
$$126$$
$$17$$

呈风湿热之禀气。

遇壬辰年初之气、三之气风寒湿热之禀气，及四之气、终之气风寒湿之禀气，易产生木土水火相克侮刑之疾病，甚者危及生命。故应注意补肾、健脾、柔肝、泻火、熄风、化湿调理，以保健康。

遇壬辰年二之气、五之气风寒湿燥热之禀气，易产生金木土水火相克侮刑之疾患。故应注意补肾、健脾、柔肝、润肺、泻火、熄风、化湿调理，以保健康。

### 1923 年五之气出生者

易患心、心脑血管、消化、生殖系统、腿等疾患，甚者易因心脏病，心脑血管意外、肿瘤危及生命，或需手术治疗，或瘫痪。故应注意柔肝、健脾、养心调理，以保安全。农历 1、2、5、12 月应小心。

### 1953 年五之气出生者

易患心、心脑血管、消化、生殖系统、腿等疾患，甚者易因心脏病、心脑血管意外、肿瘤等病患危及生命，或需手术治疗。或瘫痪。故应注意健脾、柔肝养心调理，以保健康。农历 1、2、5、12 月应小心。

### 1983 年五之气出生者

注意补肾、健脾、柔肝调理，饮食卫生、外出安全，以保健康。农历 2、6、7、9、10 月应小心。

### 时相分析

癸巳、癸亥年五之气出生时相框架为：

$$410$$
$$126$$
$$115 \vee$$
$$28$$
$$17$$

呈风湿燥热之禀气。

遇壬辰年初之气、三之气风寒湿热之禀气，及二之气、五之气风寒湿燥热之禀气，易产生金木土水火相克侮刑之疾患，甚者危及生命。故应注意补肾、健脾、柔肝、润肺、泻火、熄风调理，以保健康。

遇壬辰年四之气、终之气风寒湿之禀气，易产生金木土水火相克侮刑之疾病。故应注意补肾、健脾、柔肝、润肺、清执、祛风、化湿调理，以保健康。

**1923 年终之气出生者**

注意健脾、柔肝、润肺调理，以保健康。农历 1、2、6、7、8、12 月应小心。

**1953 年终之气出生者**

注意健脾、柔肝、润肺调理，以保健康。农历 3、4、6、7、8 月应小心。

**1983 年终之气出生者**

易患脑、肺、肾、心脑血管、呼吸、消化、泌尿、生殖系统、皮肤等疾患。故应注意补肾、健脾、润肺调理，以保健康。农历 6、7、8、11 月应小心。

**时相分析**

癸巳、癸亥年终之气出生时相框架为：

$$410$$
$$17$$
$$115 \vee$$
$$39$$
$$17$$

呈寒热之禀气。

遇壬辰年初之气、三之气风寒湿热之禀气，及四之气、终之气风寒湿之禀气，易产生木土、水土相克侮刑之疾患。故应注意补肾、健脾、柔肝、泻火、熄风、化湿调理，以保健康。

遇壬辰年二之气、五之气风寒湿燥热之禀气，易产生金木土水火相克侮刑之疾患。故应注意补肾、健脾、柔肝、润肺、泻火、熄风、化湿调理，以保健康。